做妈妈
更要做自己

石头Curr / 编

新妈妈幸福手账

New mothers' happiness hand account

U0243715

机械工业出版社
CHINA MACHINE PRESS

图书在版编目（CIP）数据

新妈妈幸福手账 / 石头 Curr 编. —北京：机械工业出
版社，2017. 3

（做妈妈更要做自己）

ISBN 978-7-111-56478-2

Ⅰ. ①新… Ⅱ. ①石… Ⅲ. ①婴幼儿 - 哺育 - 基本知识

Ⅳ. ① TS976. 31

中国版本图书馆 CIP 数据核字（2017）第 066710 号

机械工业出版社（北京市百万庄大街 22 号　邮政编码 100037）

策划编辑：徐曙宁　责任编辑：徐曙宁

责任校对：炊小云

北京新华印刷有限公司印刷

2017 年 6 月第 1 版 · 第 1 次印刷

158mm×230mm · 31 印张 351 千字

标准书号：ISBN 978-7-111-56478-2

定价：128.00 元（套装）

电话服务　　　　　　　　　　网络服务

服务咨询热线：010-88361066　机 工 官 网：www.cmpbook.com

读者购书热线：010-68326294　机 工 官 博：weibo.com/cmp1952

　　　　　　　010-88379203　金 书 网：www.golden-book.com

封面无防伪标均为盗版　教育服务网：www.cmpedu.com

我的故事

　　我是一名80后的新手妈妈，有一个全世界无与伦比的可爱儿子。像所有80后一样，我也是独生子女一代，没有兄弟姐妹，生长在南方，奶奶爷爷带大。在帝都，像我这个岁数的姑娘结婚的都很少，更别提生孩子的了，但我出生那年，赶上了婴儿潮，所以基数摆在这，前后脚怀孕生子的同龄人也不少。80后一代，不同于50、60后生人，介乎70后和90后之间，既有70后的责任担当，又有90后那般自由的思想，但我们那个时代，正好处于一个动荡变动的年代，刚刚恢复高考，改革开放，港澳回归，历史性的事件接二连三地发生，整个中国短短十年间更是发生了翻天覆地的变化，从一个半封闭的状态转向一个更开放、自由和繁荣的社会。就像揠苗助长，80后的我们在成长过程中遭遇太多变化，也承受了太多压力，统招放开、大学毕业不包就业、下岗、国企改革，通货膨胀，房价疯涨……因此80后生人是特别复杂、纠结的一代，他们在短时间内经历了两个不同形态环境的断层。现在，我们长大了，成了社会的中流砥柱，开始面临人生诸多选择和难题。没有像父辈那样经历生活的磨炼，作为家中独苗被呵护着长大，我们要如何面对这些生命中的变化和挑战？

　　成为妈妈这件事，对于一个女人意味着什么，只有真正体验了才能够明白。我为什么还要将我的故事写下来分享给大家，把我的经验传授给大家？因为我知道那有多孤独，多无助，我希望更多新妈妈，在面对这些改变的时候，有一个心理准备，也许她们就不会走太多弯路，能避免受到一些无谓的伤害。但我心里明白，跳出自己的舒适区，挑战自己，才会成长，疼，意味着你正在成长。

　　因着这一份使命感，我在做一些在其他人眼中或许浪费时间，或许沽名钓誉的事情，但生命的意义在于使命，正如 ThinkTank 所主张的，帮助他人的同时，也就找到了自己。所以，我最大的愿望就是通过我要做的一些事情，能够帮助千千万万的新妈妈提升幸福感。我不是什么女权主义者，我只顺应我的内心，去做一些我认为有价值的事情，无关他人。

　　一个多年的好友，看了我的公众号文章后，说我的变化大得惊人，我自认为可以说脱胎换骨也不为过。在有儿子之前，我的生活是一潭死水，波澜不惊，每天除了加班就是加班，总想着来日方长。可是在有了儿子之后，我对于未来和时间的危机感突然爆发，我的自我意识也突然觉醒了。我突然意识到，我再不做一些我想做的事情，可能这一辈子都不会做了，以及，只有自己爱自己，别人才会爱你。于是，我给自己放了一个月的假，又给自己许了一个空档年，我立志要做一个"新妈妈"。有些人叫我潮妈，我并不认同。首先，我不潮，我穿着打扮并不时尚，我也不在乎这件事情；其次，所谓新妈妈，也不是字面上的新手妈妈，而是新一代妈妈，我相信我们这一代人的价值观、世界观是独一无二的，随之形成的育儿观也是与传统妈妈完全不一样的。所以我一直说，我想成为一个有趣、独立、自由的新妈妈。有趣，有兴趣才会有热情；独立，独立才会有自信；自由，自由才会活得有意义。

　　还有一件最近给我触动很大的点，就是关于 Yolanda（译萱）分享成立 ThinkTank 的初衷：女性没有合适的倾诉通道，或者她们不敢分享。我深有感触。但是幸运的是，我算是一个非常愿意分享的妈妈，我身边也有一大堆爱我的朋友们愿意倾听我，做我的垃圾车。我很感激在我生活低潮期倾听我、支持我的那些好朋友们，我知道那一段时光我就像个怨妇一样到处传播负能量。每个阶段的女性都有这样那样的问题，妈妈们更是如此，80 后这一代的新妈妈们，无法苟同传统观念，却也是个新手妈妈，面对生活的变化只能够靠自己摸爬滚打。我觉得当妈尤为不易，每一个妈妈都是女超人。

　　其实我想要说的是，所有那些逝去的痛苦也好，磨炼也好，现在回过头看，都是上帝给我的安排，借由这份难以磨灭的体验，我才得以改变，成为今日的我。生命是流动的，总是要拿走一些东西，再给你一些你当下真正想要的，所有的一切都是应你内心的召唤。那些儿子教会我的事情实在太多太多，最重要的，就是教会我活在当下，活出自我。基于此，我才能有无限可能性。

　　生完孩子就像死过一回，这种说法太过夸张，不过我的确变得无所畏惧了，因为最差的已经经历，生活不会更差，只会越来越好。感谢儿子教会我那些事情：要自信，要爱自己，要活在当下，要做更好的自己。

book

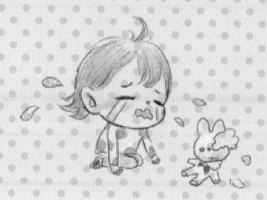

Movie

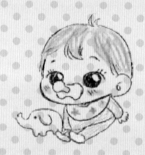

Travel

dream
梦想发生器

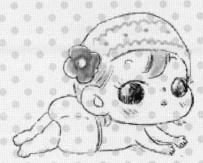

我的目标：

实现期限：

我的优势：

我的行动计划：

可能未完成的原因：

解决办法：

奖励：

实际完成目标：

承诺人：

监督人：

日期：

我人生的意义是什么？

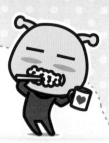

我的人生目标
(包括个人、家庭、社会、事业、人际关系、财务以及精神层面等目标)

1

2

3

4

5

Significance
意义

Pleasure
快乐

Strengths
优势

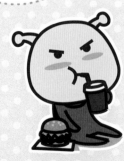

假如你只有人生 **3** 年

20_____年 | 20_____年 | 20_____年

假如你只有人生 最后**6**个月

排序	活动	最后期限	具体时间

目录 *contents* /

我的故事

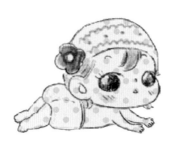

Part 1

宝宝 1~3 个月

_____年_____月_____日

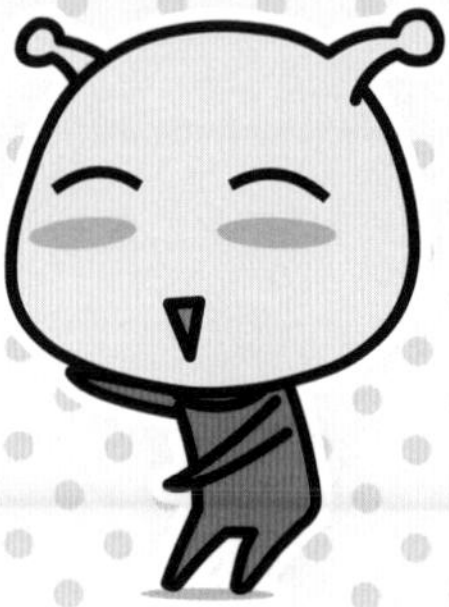

time   to do

- -

- -

- -

- -

- -

- -

memory

自我赞美

吐槽区

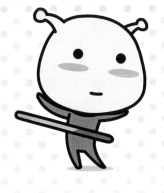

产后瘦身变美21天打卡

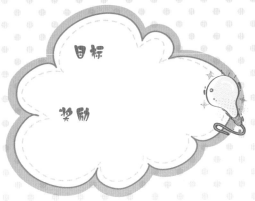

目标

奖励

1		
2		
3		
4		
5		
6		
7		
8		
9		
10		
11		
12		
13		
14		
15		
16		
17		
18		
19		
20		
21		

家务清单
Housework list

time	list	who

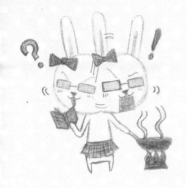

一周食谱
weekly menu

	早	中	下午茶	晚
Sun日				
Mon一				
Tue二				
Wed三				
Thur四				
Fri五				
Sat六				

所需食材 ....

....

....

1 地板滑翔机

趴在毯子上四处走

游戏材料：1个小毯子或浴巾

当宝宝能自如转头和坐稳时，他的上半身力量已发展良好，可以试试这个游戏。在移动时宝宝能用胳膊撑起身体，转头看四周也会让他兴奋不已。

Tip：开始时一定要用力轻柔、慢慢移动，以免吓到宝宝。

宝宝做到了吗？

在趴着时能顺利地抬头，并尝试抬起胸部

能适应并喜欢滑行速度的变化

会左右扭头来观察四周

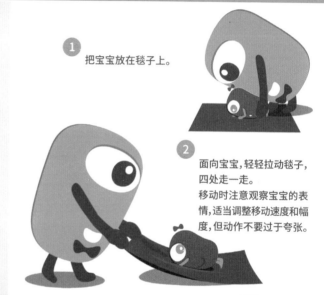

1 把宝宝放在毯子上。

2 面向宝宝，轻轻拉动毯子，四处走一走。移动时注意观察宝宝的表情，适当调整移动速度和幅度，但动作不要过于夸张。

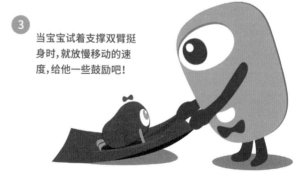

3 当宝宝试着支撑双臂挺身时，就放慢移动的速度，给他一些鼓励吧！

你不得不看的月子食谱

虽然坐月子这件事似乎是中国人的专利，但以我的个人体会来看，可能跟中国人体质还是有关系，坐月子是非常有必要的。首先，产后新妈妈会有如下变化：

1. 产后恶露：一般持续 2~4 周，注意卫生护理，防止感染。

2. 乳腺炎高发期：一定要尽量避免，注意个人卫生，一旦出现问题立即就医，千万别扛着。

3. 阴道松弛：很多新妈妈都有，可能导致小便失禁，不过不用担心，三个月后会慢慢恢复，可以多练习憋尿来训练肌肉，当然恢复之后不要这样做。

4. 内分泌失调：慢慢通过良好的生活饮食作息调整吧，也可以去医院看看中医，建议断奶后一定要去医院做一次全面的身体检查。

5. 腰腿疼：我生之前有一边大腿根部就是麻得没感觉，产后月子期间仍然如此，据说是宝宝的重量压迫的，产后更是每天早上起来腰就跟断了一样疼，这种疼持续了将近两年，当然也跟我月子里长期起夜喂奶，长时间保持坐着不动，又撩衣服喂奶腰露在外面有关系，而且跟宝宝丈夫挤在一张床上，翻身都翻不了很有关系。所以说，坐月子非常重要，一定要注意，不然会落下一身病。

6. 掉发：周围好多妈妈都落下这毛病，不过后来自己慢慢注意，多吃黑芝麻多调养也就好了。

7. 便秘：孕期也会有这问题，不过产后我好像更严重了。没别的办法，起床后喝一杯温水，多吃蔬菜水果，多喝水。可以多吃香蕉，喝蜂蜜水。

8. 妊娠纹：孕期就要开始注意擦防妊娠纹乳，产后继续擦，配合按摩手法。

9. 盗汗：身体虚的表现就是狂出汗，这时候千万要忍住了，不能受风，真的会吹进骨头里的。另外注意补水。

生之前一直以为坐月子就是一个月三十天，其实不是，而是 42~56 天（但一般月嫂特别坑爹就只带 30 天），这段时间内应该以卧床休息为主，我产后没经验，爱逞能，觉得自己能下床就自己下床，又是洗澡，又是开窗，看手机，还带孩子。其实这样都是不对的，这段时间身体各器官都是下垂，身体就好比刚经历了一场大手术，需要时间慢慢恢复。身体恢复不好也影响心情，容易导致产后抑郁。因此，月子餐很重要，总的原则就是：少食多餐、营养均衡。月子期间由于要喂奶，妈妈特别容易饿，基本是一直吃的节奏，其实母乳期间都不建议减肥，宝宝的营养摄取直接来自于你的摄入，别指望以前的肥肉能产出什么营养。如果摄入脂肪过多也不好，不仅体形不好恢复，而且会导致孩子腹泻，这是因为奶水中也会含有大量脂肪颗粒，宝宝吃后难以吸收。另外一些激烈运动都不建议，母乳期间如果剧烈运动会产生乳酸，通过母乳传到宝宝，不利于宝宝健康。可以做一些专业的产后恢复操，我都是睡觉前躺床上做，真的对恢复有帮助哦。月子期间可以多吃肉类和鸡蛋，但不要过量，油炸食品最好也不要吃，一般产后 10 天内要喝红糖水补铁，同时也是帮助排掉恶露，但十天以后一定要断。汤可以多喝，帮助下奶，鸽子、甲鱼这种高热量的大补食物在月子里反而不建议吃，有句话叫作"虚不受补"。

人参、桂圆、荔枝等要排完恶露后吃。

产后月子餐分为以下几个阶段：

1. 产后第一周：主要目的是催乳、排恶露和补铁，饮食要清淡，易消化。

2. 产后第二周：恶露逐渐减少，颜色也不那么鲜红，开始有腰疼等情况，这个阶段可以补肾，建议麻油腰花缓解不适。

3. 产后第二周以后：补气血的时期，可以开始进补，推荐麻油鸡。

推荐食材：鸡蛋、小米、芝麻、米酒、姜、枸杞、麻油、猪蹄、鲫鱼、花生。这里要提醒下妈妈，妈妈吃了什么容易过敏的食物，会通过母乳影响宝宝，比如花生、鸡蛋等，要注意观察宝宝，一旦发生过敏现象，赶紧断掉过敏源。

早餐：基本以小米粥等各类粥汤为主，红豆粥、鱼片粥、小米粥、银耳花生汤还有豆浆都是很下奶的，还可以放点枸杞啊山药什么的。除此之外，会吃个水煮鸡蛋或荷包蛋，牛奶每天早上都喝的，不过都是加热至起奶皮，不然宝宝容易过敏。一开始我买了很多速食燕麦粥薏仁什么的做早点，结果悲剧地发现，燕麦和薏仁都是回奶的……

午餐晚餐：二素一荤一汤。基本上多吃蔬菜适量吃肉是肯定没错的。牛肉补铁、白肉最健康，这些不用我多说吧。汤就是各种元素搭配换着来，比如玉米、排骨、鲫鱼、猪蹄、红枣、花生等。

推荐：冬瓜排骨汤、黄花菜乌鸡汤、红枣排骨汤、雪菜豆腐汤、豆干炒芹菜、香菇糯米饭、牛肉番茄汤、红枣瘦肉汤、猪蹄花生通草汤、鲫鱼豆腐汤、猪肚汤、山药炖排骨、莲藕焖猪手、玉米排骨汤、菠菜炒猪肝（或开汤）。

下午茶：睡醒了以后吃。推荐米酒鸡蛋，超级下奶。鸡蛋羹有时也会吃点。每天下午必须吃 1~2 个水果。顺便还会把中午没喝完的汤喝了，有时候夜宵也会喝汤。

零食：朋友送了好多阿胶糕，每天就当零食，馋了就吃，不过也不适合过量。

实在是吃腻了，就吃顿自己包的饺子或者下个面换换口味吧。

下列几类食品应避免月子期间食用：

1．刺激性饮料，如浓茶、咖啡，会影响睡眠及肠胃功能，亦对新生儿不利。

2．酸涩收敛食品，如乌梅、山楂、柠檬、橘、柑等，以免阻滞血行，不利于恶露排出。

3．过咸食品，过多的盐分会导致浮肿。

4．麦乳精，麦乳精是以麦芽为原料生产的，含有麦芽糖和麦芽酚，而麦芽对回奶十分有效，会影响乳汁的分泌。

5．忌食草豆蔻、荷叶、薄荷、菊花、生萝卜等。

其他注意事项：

1. 月子里冷水确实不能碰，即使在夏天，洗东西都仍然要打开热水器用温水。另外，开冰箱这样的事情，也请家人代劳。

2. 客人抱宝宝之前一定要洗手，不要随便亲宝宝。

3. 产后一段时间不能做较粗重的活儿，如：洗衣、提水、抬重物等，否则会患子宫脱垂。

4. 如果在家中，恶露突然又转为鲜红色时，意味着胎盘原占据的部位未能妥善愈合，可能是过度疲劳所致，应将此现象告知医生，医生可能会建议休息几天以放松心情。

5. 母乳喂养可促进母亲的子宫恢复，喂奶时腹痛是子宫收缩的表现，多喂奶可帮助恶露排出。

6. 恶露停止一段时间后有可能出现回潮，这是正常现象。个人体质不同，恢复大姨妈的时间也不同，不用担心，但不意味着恢复大姨妈以后就可以恢复性生活或者准备要二胎了，一般医生都会建议半年内不要进行性生活，两年内不要二胎。

新妈妈月子通关秘籍

坐月子这件事情，似乎是"中国特色"，在这件事情上，老祖宗给我们留下的规矩特别多，但是否就一定都对呢？石头认为，对于传统经验，应该取其精华去其糟粕，大量阅读科学书籍和理论之后，结合实际体验，总结了以下关于坐月子的十个误区问答，希望能解答大家的一些疑惑。

1. 月子是否就是 30 天？

一般意义上来说是 45 天，不只是 30 天：传统上人们将产后一个月称为"坐月子"，但实际上，经过一个月的调整，身体许多器官并未得到完全的复原。比如，子宫体的回缩需要 6 周时间才能恢复到接近非孕期子宫的大小，胎盘附着处子宫内膜的全部再生修复也需 6 周；产后腹壁紧张度的恢复也需要 6 周到 8 周的时间。如在此期间产妇干重活，就容易患上子宫下垂等疾病。

2. 月子期间可以洗澡洗头吗？

根据咱们的传统来说月子期间是不能洗澡、不能洗头的，怕因此受风受凉留下病根。实际上这种认识是不合理的。

◆ "月子"里产妇的会阴部分泌物较多，每天应用温开水清洗外阴部。勤换会阴垫并保持会阴部清洁和干燥。恶露会在大约产后 4 个星期至 6 个星期干净。

◆ 一般产后一周可以洗澡、洗头，但必须坚持擦浴，不能洗盆浴，以免洗澡用过的脏水灌入生殖道而引起感染。6 周后可以洗淋浴。

3. 月子期间不能开窗吗？

实际上月子期间居室内应该经常开窗通风，室内温度不可太高，也不可忽高忽低。过去常有将门窗紧闭，不论何时产妇都要盖厚被的说法，这是十分危险的，尤其是在夏季，极易造成产妇中暑。但要注意以下几点：

（1）坐月子期间要避免身体直接吹到电扇的风。

（2）开冷气时不要将风口对着产妇，并将室温设定在摄氏 25 ～ 28℃是最适宜的。

（3）坐月子期间衣服若因排汗量过多而湿了，一定要马上换干的衣服；冬天时床边准备睡袍，半夜起来喂奶要立刻穿上，才不会受风寒。

4. 月子期间谁来照顾产妇比较好？

通常意义上建议请月嫂来照顾比较好，毕竟月嫂不是家里人，属于相对独立的第三方代表，不像新妈妈第一次带娃没有经验（也没时间顾得上带娃），或者老人带娃大部分都是传统老旧的办法，比较有经验（当然也不能一概而论），家里产生内部矛盾的机会也小一些（可能一致对外了……），但也存在宝宝安全的问题，就算是月嫂照顾，也建议时时有人同时在家比较好。如果实在没有条件的话可以请产妇的妈妈来照顾，毕竟是自己的亲人，有什么意见不合即使发生争吵也总会和解，但如果是婆婆来照顾，毕竟所处的角度和利益出发点不一样，产生矛盾的概率大大提升，一旦有了矛盾，很难短时间消除，也容易在心里留下长期的疙瘩，为后面家庭矛盾激发埋下隐患，对老公而言也更难处理关系，毕竟在丈母娘眼里老公的地位和婆婆眼里媳妇的地位是完全不同的。

5. 月子期间可以刷牙吗？

产妇"坐月子"期间，进食次数较多，吃的东西也较多，如不注意漱口刷牙，容易使口腔内细菌繁殖，发生口腔疾病。过去，有不少妇女盲目信奉"老规矩"——坐月子里不能刷牙，结果"坐"一次"月子"毁了一口牙。产妇每天应刷牙一两次，可选用软毛牙刷轻柔地刷动。每次吃过东西后，应当用温开水漱漱口。

只要体力允许产后第 2 天就应该开始刷牙，最好不超过 3 天。需要注意以下几点：

（1）在孕期注意摄取钙营养，保持口腔卫生，避免使牙齿受到损害。

（2）产妇身体较虚弱，正处于调整中，对寒冷刺激较敏感。因此，切记要用温水刷牙，并在刷牙前最好先将牙刷用温水泡软，以防冷刺激对牙齿及齿龈刺激过大。

（3）每天早晚和睡前各刷一遍，如果有吃夜宵的习惯，吃完宵夜后再刷一遍。

（4）可在产后的 3 天采用指漱，即把食指洗净或在食指上缠上纱布，把牙膏挤于手指上并充当刷头，在牙齿上来回、上下擦拭，再用手指按压齿龈数遍。这种方法可活血通络，坚固牙齿，避免牙齿松动。

6. 月子期间其他人可以来探望产妇和婴儿吗？

除了家人，亲戚朋友不要过早探望产妇和婴儿：由于刚分娩后的产妇需要静养以恢复体力，亲友最好不要在此时来探望。若来探望，时间也不宜超过半小时，要给产妇尽量多的时间休息。有慢性病或感冒的亲友更是最好不要来探视产妇及新生儿，以免引起交叉感染。

7. 月子期间产妇可以运动吗？

产妇应避免劳动，但是可以适量进行少量运动。一般来说，产后 14 天就可以开始进行简单的腹肌收缩、仰卧起坐等运动，但要视情况，不能勉强，不能过于剧烈。喜欢有氧舞蹈的妈妈，则要等上 6 周才可以重新开始。总之，产后运动要持之以恒。

产后一段时间不能做较粗重的活儿，如：洗衣、提水、抬重物等，否则会患子宫脱垂。

另外，如果在家中，恶露突然又转为鲜红色时，意味着胎盘原占据的部位未能妥善愈合，可能是因为您过度疲劳所致，应将此现象告知医师。医师可能会建议休息几天，以放松心情。

8. 月子期间谁来照顾孩子？

带孩子是一件很辛苦的事情，最好不要由产妇来照顾，因为产妇这期间的主要任务是恢复身体和保持体力，晚上更要休息好，保持心情愉悦，才能产出足够的奶喂给宝宝。但产妇可以多陪陪宝宝，保持和宝宝的作息时间一致，与宝宝共同成长。

9. 月子里可以碰冷水吗？

月子里冷水确实不能碰，因为新妈妈全身的骨骼松弛，如果冷风、冷水侵袭到骨头，就可能落下"月子病"。即使在夏天，洗东西都仍然要打开热水器用温水。另外，开冰箱这样的事情，也请家人代劳。

10. 月子做得好就是女人的第二次春天？

如果月子期间能尽量少看手机，避免受凉（特别是头部、脚部和腰间），以及少流泪，确实恢复快的能比生产之前的身体还好，但也有很多新妈妈落下了很多月子病（比如我就腰疼了 2 年多，眼睛也不如从前，脱发严重，记忆力严重下降），产妇经过怀孕及分娩，内分泌发生变化，使骨关节、韧带松弛，钙质缺乏，容易引起腰疼，关节疼。因此，产后应加强适当的锻炼，注意补钙，不要过度劳累，腰腿痛经过一段时间可以自愈。

产后抑郁是怎样一番体验？

现在生活压力这么大，80 后这一代人又这么苦，要说没几个人得产后抑郁我才不信呢。产后抑郁到底是怎样一番体验，我从亲身经历来跟大家说说。

其实早在高考时因为压力过大，我就有过轻微抑郁的体验，因此在怀孕后当我知道有产后抑郁这么一说我倒说不上是一点心理准备都没有。那时候心想自己也算是知道抑郁怎么回事儿的人了，也算是有应对的经验，所以有了这个心理准备，应该不太可能会遭遇这档事儿吧，因此心态上反而放松了警惕。月子里很长一段时间里，我都认为自己没有产后抑郁，直到家庭世界大战的爆发，我突然意识到，其实我不知不觉已经有产后抑郁的症状了，而我的家人们对此一无所知。在旁人看来，那个时候的我，确实还挺作的。但就算是这样，我也一直对此隐瞒，我羞于跟人说我得了产后抑郁，我怕别人说我是在为自己找借口。

那是怎样的一种状态呢？脑子里就像有一块大石头，压抑消极，提不起精神来，对任何事情都索然无味，觉得人生很苦闷无意义，没来由地烦躁不安，爱哭，对任何事情都看不过眼。也因此，我的月子没有做好，落下了很多病根，比如眼睛没有以前好了，每天早上起来腰疼得像断了一样，每天精神不振等。而且，有的妈妈产后抑郁要持续很多年。

究竟为什么会有产后抑郁呢？

角色转换：怀孕时宝宝在肚子里，所有人的焦点都是围绕你，生完大家转身都忙孩子去了，谁也顾不上看你一眼。

生产以及其带来的痛苦：生产过程有多痛苦就不说了，产后恢复也是漫长而痛苦的，身体就像破碎了，稀稀拉拉一直流血，还得吃一大堆药和遵守一大堆坐月子的禁忌，恢复不好的还得做手术。

身材走形：盆底也松了，胸部下垂，肚子上游泳圈好几层，还有妊娠纹，皱巴巴的难看死了。

内分泌变化：产后的女人本来就不是健康的，内分泌也不是正常状态，由此引发情绪波动也是正常的。

没有育儿经验：很多新手妈妈，一开始自信满满，后来灰头土脸。养娃，没那么简单。这种挫败感也容易带来抑郁情绪。

休息不好：白天带娃，晚上喂奶，醒来无数次，一醒来就是一个小时睡不了，基本上等于晚上不睡觉，这种严重缺觉状态就算是正常人也会神经衰弱呀，更何况是个产妇。

夫妻感情不和：生孩子对所有家庭来说都是一道坎，我身边太多生完孩子就离婚的，还有生孩子期间出轨的一抓一大把，妈妈把情感诉求对象转到孩子身上，不得不说这是中国特色的原生家庭带来的种种后果。再加上爸爸进入角色慢，有的要等孩子好几岁了才有当爸爸的样子，付出感才强一些。

婆媳问题：千古谜题，住在一起和带孩子观念不同加重了这个问题，简直就是分分钟因为一丁点儿破事儿就能吵起来，与个人好坏无关，只关乎角色立场不同，所谓阶级矛盾不可调和。

母乳喂养问题：在国内要坚持母乳喂养实在太难，要顶住多方压力，以及克服自身困难和痛苦，一旦选择坚持母乳喂养，就意味着放弃个人生活，也就是孩子绑身上了。

孤独：坐月子期间不能上网不能看手机，不能干这个不能干那个，如果是婆婆照顾，白天心里的苦也没有人可以倾诉，其实还是很孤独的。

……

产后抑郁不仅给妈妈带来很多恶性循环的后果，也会影响宝宝成长与家庭和睦，那么，应该如何预防和应对这种产后抑郁呢？

（1）首先要正视和接受自己有产后抑郁这个事实，当有这种情绪时进行自我觉察和调解。

（2）每天清晨梳妆打扮一下，让自己看起来神清气爽。

（3）多找其他的新手妈妈倾诉和交流。

（4）倾听过来人的经验。

（5）经常与人保持接触。

（6）加强运动和锻炼，注意饮食和休息。

（7）让老公来帮助你，获取老公的支持是关键，也是解决婆媳问题的唯一可能性。

（8）做一些自己喜欢的事情。

（9）寻找专业的协助。

（10）合理安排时间，让自己充实。

（11）多陪陪孩子，与宝宝互动。

怎样迅速成为一名合格好妈妈

【影视篇】

1.《孕期完全指导》

卡梅隆导演、大美女主演的爆笑爱情喜剧,孕期看过印象最深的场景就是几个奶爸一起遛娃的镜头,太有喜感了,同时也感叹老外妈妈好幸福!里面讲述了孕期发生的种种趣事和困扰,很有洞察。

推荐指数:★★★★

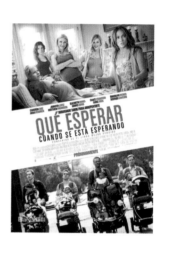

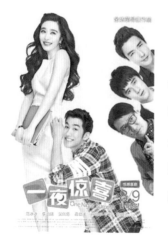

2.《一夜惊喜》

这部影片不用多做介绍相信大家应该都很熟悉啦,里面的欢乐情节和怀孕过程可以帮孕妈们缓解心情,孕期就不要看什么打打杀杀的武侠片或者炮轰阵阵的战争片啦。其实,生孩子不但没有那么可怕,有时还能收获温暖和真情!

推荐指数:★★★★

3. 《海底总动员》

皮克斯出的精品，已成为一代人
心目中的经典之作，不仅仅是一个动
画片，更是一部探讨亲子教育的影片，
爸爸的重要性再一次被重提。

推荐指数：★★★★★

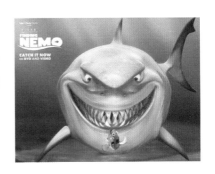

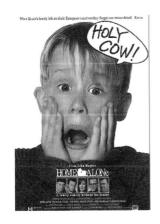

4. 《小鬼当家》

小鬼当家一系列都值得推荐，实在是不
看不行，而且适合全家一起看，为生个熊孩
子出来做好心理准备，观看欢乐同时增进夫
妻感情。

推荐指数：★★★★★

5. 《无耻之徒》《摩登家族》和《家有喜旺》

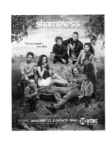 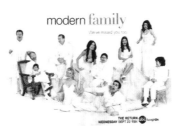 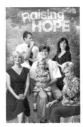

其实整个孕期来说，我看的最多的不是电影，而是美剧，与家庭、
育儿相关的我只推荐三部：《无耻之徒》《摩登家族》和《家有喜旺》。

虽然《无耻之徒》里面不乏黄暴镜头，但其中隐含的教育和人生理念发人深省，令人回味。另外两部都是轻松家庭喜剧，最喜欢《家有喜旺》这部美剧，温馨搞笑又有浪漫情节，让人好不羡慕这个虽然贫穷但却无限有爱的美国家庭，令人怀念起 80 年代来。悲剧的是自从生娃之后我就再也没看过电影啊美剧啊电视……

推荐指数：★★★★★

【APP 及微信篇】

1. babycan APP

我做过近 10 年的亲子园和幼儿园的园长，给超过 10 万的家长讲过亲子教育的课，但家长的"烦恼"却很相似："晚上哄睡难怎么办？""有起床气怎么办？""等餐时各种捣蛋怎么办？"

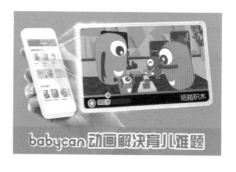

有没有搞定熊孩子的妙招？当然有！那就是用孩子们最喜欢的游戏来让"熊"变"天使"。babycan 将最有效的 1000 个亲子游戏做成了动画形式，覆盖育儿难题的所有场景，并兼顾年龄与儿童成长发展特性。

纸巾、饮料瓶、旧报纸……是亲子游戏的"主角"，餐桌、床前、客厅、火车站就是与孩子的游乐场！

推荐指数：★★★★

2. 微信公众号：么啊宝宝每日音乐

微信号：muamuabaobao

这是由一群国内外顶级音乐学院的音乐早教专家每天为宝宝精选世界各地最好的音乐，融入故事＋讲解，睡前、起床、在车上随时听，每日一餐培养宝宝欣赏美的能力和最聪明的耳朵。

因为找不到给女儿的对的音乐启蒙，于是一个爸爸开始自己动手去全世界搜集最好的音乐给宝宝，每天3场音乐会：起床音乐会是唤醒法宝，睡前音乐会是哄睡神器，车上儿歌会是欢乐魔法棒。让宝宝越听越聪明！用一位铁杆儿妈妈的话说，每天早晚2个点击动作，能让我的孩子拥有欣赏美的能力，太值了！

推荐指数：★★★★

3. 微信公众号：MamaGo

微信号：Mama-GoGo

这是一个集孕期到学龄前宝妈的女性俱乐部，为0~6岁宝宝提供最前沿的科学早教方案，推进蒙台梭利理论在家庭中的实践应用。

推荐指数：★★★

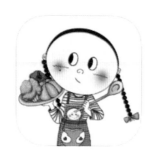

4. 文怡家常菜 APP

文怡家常菜菜谱是著名的美食节目主持人、美食作家文怡为您打造的菜谱 APP，这里没有收录大量的美食菜谱，但是所有收录的菜谱都是文怡为您精心挑选过的，绝对实用，绝对让您成功烹饪。

这不仅仅是美食畅销书作家文怡为您专门打造的免费精选菜谱软件，还有随笔哦，还有卡通哦，还能分享厨房经验哦，还能提问题哦，还能发您的菜谱和留言哦，还能，还能，还能 ......

推荐指数：★★★★

5. 微信公众号：MotherHood

从这里出发，去赴一场与那些家庭的约；记录家庭；记录家庭中的他们；记录他们所遵循与倡导的生活。

推荐指数：★★★

【书本篇】

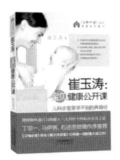

《崔玉涛：宝贝健康公开课》

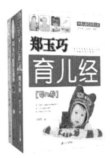

《郑玉巧育儿经》

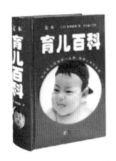

《育儿百科》日本松田道雄著

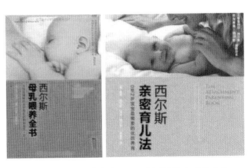

《西尔斯母乳喂养全书》《西尔斯亲密育儿法》

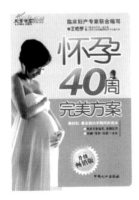

《怀孕 40 周完美方案》

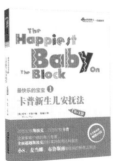
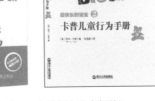

《最快乐的宝宝 1：卡普新生儿安抚法》
《最快乐的宝宝 2：卡普儿童行为手册》

母乳是宝宝最好的食物

世界卫生组织建议，母乳是宝宝最好的食物，0~6 个月宝宝应该按需进行纯母乳喂养，6 个月可以开始添加辅食，直到两岁或更久。

母乳喂养的宝宝免疫力强，促进大脑智力发育，同时还有利于妈妈产后恢复和降低乳腺癌和卵巢癌的发病率。更重要的是，有利于亲子关系和宝宝安全感的建立，这将是影响宝宝一生的事情。更别提现在食品安全问题这么严峻，奶粉价格又这么昂贵。所以，母乳喂养应该越长时间越好。

来点官方的，现代医学证实：母乳是母亲给予孩子的天然的最理想的食物，它不但维护了食物与营养的均衡，是增强婴儿免疫力及抵抗疾病的最佳方法，更是促进婴儿大脑和智力健康发育的保证。母乳喂养还可以减少女性乳腺、卵巢肿瘤及缺铁性贫血等疾病的发生率，是女性追求健康权的体现。

同时，宝宝的第一口奶尤为重要，喝普通婴儿配方奶粉的宝宝，过敏（湿疹）的发生率较高，而一旦宝宝过敏，将会伴随一生，在不同阶段表现为不同的过敏症状，比如湿疹、哮喘、腹泻、鼻炎等等。当然宝宝过敏跟自身遗传因素、环境因素都有关系。因此在医院里，一定要让宝宝吃到那富含营养的初乳，一开始妈妈可能母乳不足，不要担心，很多妈妈都有这个问题，我的经验是，找一名专业的通乳师，我说的"专业"不是那种到处都有的民办月子中心号称可以通乳但实际随便给你到处按按或拿机器敷衍你的，而是从妇产医院找的专业大夫，通乳的过程非常非常疼痛，不痛基本可以判定不靠谱，不过为了宝宝，再疼也忍了。在医院一定要让宝宝持续吃母乳，不能因为吸不出来就放弃，母乳都是越吸越多的，当然也不能饿着宝宝，实在不行医院会建议你加点奶粉，一般我都是加30ml左右，在医院也就加了几顿，因为我就是开始母乳不足，害怕吸不出来没办法母乳，就逼着自己一直母乳，结果宝宝把乳头都咬破了，这一点要注意，妈妈如果太过用力，就会适得其反，后来出了院回家我找了一个特别好的通乳师傅按了一次就哗哗下奶了，越来越多后来反而成大母牛母乳都吃不完存了一冰箱。建议有生活情趣的妈妈可以淘宝上买来做母乳皂的材料，把多余的母乳做成母乳皂洗手什么的相当好用，而且做法相当简单，还可以送人，精美大方纯天然。如果实在母乳不足或者因病无法母乳，建议给宝宝在医生或专业营养师的指导下使用适度水解蛋白配方。

关于如何母乳喂养，建议大家买来崔玉涛大神的书以及美国西尔斯医生的母乳喂养的书来看，里面非常详尽。

这里提供一些 tips：

● 在开始添加固体物时，不应减少母乳喂养；

● 母乳喂养可能会出现漏奶现象，跟个人体质有关系，可以用多余的奶瓶接住避免弄脏衣服；

● 每次母乳喂养要注意两边交替进行，不能只吃一边，而且要保证乳房都吃空，最后可以用吸奶器追下，把多余的奶都吸出来，只要有一点奶留在里面，就会导致回奶。

● 母乳期间要穿专业的哺乳文胸，保护乳房，平时也可以按摩乳房刺激产奶。

● 一定要保护好乳房，防止受伤，刚开始会特别疼，可以买Lansinch霜母乳后擦擦，但记得给宝宝吃之前要洗干净，也可以买乳房防护套，但感觉基本没什么用，忍忍就习惯了，没别的办法。

● 母乳喂养的妈妈一定要休息好，多吃下奶的食物，多喝汤，多喝果汁和水，多吃蔬菜水果和高蛋白食物，妈妈营养跟上奶的质量才高，避免吃回奶的食物。

● 母乳喂养期间杜绝用药，也不能吃任何有兴奋刺激性的食物，例如咖啡、巧克力、茶等等。最好不吃味精，同时少吃葱、姜、大蒜、辣椒等，少吃油炸、油煎和肥厚味的食物。

● 母乳喂养一定要注意卫生，妈妈勤洗澡，最好不要用任何化学物质的沐浴乳之类，喂之前洗干净或擦干净乳头，喂完也做好清洁工作；奶瓶一段时间后可以购买相应配件进行替换。

● "根据需要"进行母乳喂养，宝宝在白天和晚上一旦有需要就要喂养，虽然起夜很痛苦，但也要坚持，建议白天妈妈可以和宝宝一起睡觉，跟宝宝的生理时间同步，保持体力，过于疲劳压力过大也会影响产奶量。

● 为防止乳头混淆，不建议使用奶瓶或安慰奶嘴，可使用汤匙或杯子来喂食。这一点我一直坚持到混合喂养开始，特别特别难，因为宝宝大了以后乱动，随便就洒一地，每次都要喂很久很久，宝宝也因此拒绝奶瓶，不过断奶之后就不会了。

● 夜间母乳喂养时要小心妈妈因为太累可能睡着不注意，结果导致婴儿窒息的事件发生，还有呛奶等等危险都要小心注意避免。

● 喝奶时间要有规律，有间隔（0 到 1 月宝宝：2 小时一次，晚上可以 4 小时；1 到 2 个月宝宝：2 到 3 小时一次，晚上可以 3 到 5 小时；2 到 4 个月的宝宝：3 到 4 小时一次，晚上可以 4 到 6 小时），是因为宝宝的肠胃娇嫩，发育不完全，需要充分排空和休息，保证消化、吸收功能正常运作。

● 回奶食物：麦芽、巧克力、蒲公英、花椒、大料、味精、豆角、茶叶、山楂、韭菜、马兰头、豆豉、茴香、人参、党参、老母鸡、动物肝脏（猪肝）、鸽子、冬菇、醋。白萝卜、地瓜、玉米等这些都是经常吃的，要少吃点，不顿顿吃应该不会这么容易回奶的。另外，凉性、酸性、过咸的食物会回奶，尽量少吃哦！

● 下奶食物：猪蹄、通草、黑豆、鲫鱼、鲤鱼、牛奶等，豆浆是个好东西，妈妈可以多喝。

以下是母乳保存的时间和温度要求：

1. 室温保存：

* 初乳（产后 6 天之内挤出的奶）：27~32℃室温内可保存 12 个小时。

* 成熟母乳（产后 6 天以后挤出的奶）：15℃室温内可保存 24 小时，19~22℃室温内可保存 10 小时，25℃室温内可保存 6 小时。

2. 冰箱冷藏室保存：0~4℃冷藏可保存 8 天。

3. 冷冻保存：母乳冷冻保存与冷冻箱的情况有关。

* 如果是冰箱冷藏室里边带有的小冷冻盒，保存期为两周；

* 如果是和冷藏室分开的冷冻室，但是经常开关门拿取物品，保存期为 3~4 个月；

* 如果是深度冷冻室，温度保持在 0 度以下，并不经常开门，则保存期长达 6 个月以上。

母乳冷冻最好使用适宜冷冻的、密封良好的塑料制品，其次为玻璃制品，最好不用金属制品，这是因为母乳中的活性因子会附着在玻璃或金属上，从而降低母乳的养分。储存过的母乳会分解，看上去有点发蓝、发黄或者发棕色，这都是正常的。冷冻的母乳在解冻时，应该先用冷水冲洗密封袋，逐渐加入热水，直至母乳完全解冻并升至适宜哺喂的温度。不要将母乳直接用炉火或者微波炉加热，这样会破坏母乳中的养分。

母乳收集时，应该注意以下几个要点：

1. 洗净双手，并确保吸乳器、奶瓶、储奶袋经过清洁消毒。

2. 使用单独容器收集母乳，每次吸出的乳汁分别冷藏。

3. 每份母乳不宜量太多，以 60~120ml 为准，以方便喂食，避免浪费。

母乳加热：

1. 冷藏母乳，在温奶器或 37℃温水中加热。

2. 冰冻的母乳，为了保存母乳的成分，可先放置在冷藏室中过夜。

3. 对于已经分离的脂肪层，可轻轻地晃动奶瓶使之重新混合均匀。

4. 不得在微波炉中或沸水中解冻已冻结的母乳，因为这样既容易破坏母乳成分，又有容易造成烫伤的危险。

5. 解冻后未吃完的母乳，不得再次冷冻。

在中国，母乳喂养能到一岁是很多人的普遍选择，其实能坚持到一岁都已经是非常困难的事情了，因为有来自身边老人、月嫂、保姆等不科学的劝解，还有周围人们不解的眼光，来自职场的压力，缺乏母乳喂养的场所，晚上不停多次起夜导致疲劳，妈妈奶少带来的心理压力，以及克服自身母乳喂养导致的疼痛，可能的乳腺炎等病症……但我想告诉所有妈妈，不论你遇到任何问题困难，为了宝宝，你都要咬牙坚持下去，在内心守住这一底线，不要在乎任何外界的看法，母乳喂养一定要有信心，相信自己能坚持下去，实在扛不住的时候可以加入一些妈妈互助组织，彼此鼓励支持。哪怕你得了乳腺炎，如果医生不建议你停止母乳，也不要停止，即使停止了也要用吸奶器吸出来，积极配合治疗，争取尽快治好，回归母乳喂养。

请记住，母乳喂养最光荣、最伟大！

了解孩子的睡眠与惊醒（0~3 岁）

文 / 常润

　　这两个月身边朋友经常表示被孩子的睡眠问题所困，每天早上照镜子都是熊猫眼却不知道该怎么办。写这篇文章借用孩子的口吻，希望帮助焦头烂额的爸爸妈妈们重新找到耐心与方法，帮助准爸爸准妈妈更加了解即将诞生的孩子，对于最初几年规律睡眠的形成有更合理的期待。

　　❤ 0~5 个月的我：

　　我刚从你肚子里出来的时候，通常需要每天睡 16~17 小时，但如果我很特别，我可能睡得很少（比如每天 11 小时），或者很多（比如每天 21 小时）。在我睡觉的一半时间里，我的眼球会快速转动，我的肌肉会比较紧张，我的呼吸会不那么均匀，我还会不时惊醒，吸吮或者扭动身体（DeHart, Sroufe, & Cooper, 2000）。我也不知道为什么我会这样，但不用担心，研究者推测这是我的大脑在进行自我刺激（Autostimulation theory），以使它在我睡觉的时候也能持续生长和发展。

　　当我两三周的时候，我的睡眠时间通常会减少到 14~15 小时，当然这也因人而异 (St. James-Roberts & Plewis, 1996)。和你们大人不一样的是，我不需要一整段时间睡觉。通常我每次只睡 2~10 小时，并且时间非常随机，不过等我到三四个月的时候，我通常可以晚上睡得很多，白天睡得较少。不过让你们失望的是，晚上惊醒这件事，到我 2~3 岁的时候也有可能发生（Anders, Goodlin-Jones, & Zelenko, 1998）。

我 1~2 个月的时候，你会总结出来我是更喜欢晚上睡觉，还是更喜欢白天睡觉晚上清醒。并且我的睡觉习惯是相对稳定的，会持续 2~3 年。你问为什么别人晚上睡 8 个小时，我只睡 4 个小时？为什么我天生不喜欢晚上睡？我也不确定。不过近期研究表明，我的这些喜好或者习惯其实在我在你肚子里的时候就已经形成了。你孕晚期的活动以及作息，还有你和我的荷尔蒙水平的波动都会一定程度影响我的在你肚子里以及出生后的睡眠习惯（Cofer et al., 1999）。这听上去真是绝望，不过也不是没有办法：

❤ 如果我 5 个月 ~1 岁了，还总是夜里经常醒来哭闹，那么我在说："我还没学会自己入睡，你要么哄我，要么教我"：

【教我入睡 - 总原则】

1. 保持冷静：不要被我晚上会醒这件事情搞得心烦意乱。因为几乎没有人会一觉沉睡、整夜不醒。你是不是有时候要起来去卫生间，有时候要拍拍枕头继续睡，有时候换个姿势，有时候把旁边打鼾的那个人拍醒然后继续睡？我在深浅睡眠转换的时候也是如此。我会感到有很吵的火车从旁边经过，或者发现姿势很不舒服。如果你不记得夜里醒过，那是因为你迅速重新入睡，早上已经不记得了~

2. 给我机会独立入睡：每当这时候，我就需要你的帮助——帮助我自己入睡、自己在醒了之后恢复入睡。如果每次你为了让我尽快睡着拍我、抱我、哄我、让我边喝奶边睡，那么我就会对这些形成习惯，甚至依赖。如果你没有给我机会试着自己入睡，我唯一能做的事情就是通过哭来寻求你的支援了。

3. 尝试一些入睡习惯培养方法：研究表明，52 种方法帮助我学会自己入睡都是有效的，他们都发表在了一本叫"Sleep"的期刊上。唯一的前提是：坚持使用一个方法一段时间，不要期待马上就有作用。

以下是一些基本的你可以帮我的做法：

【常用方法一】"让我稍微哭一会 Cry-it-out"：每当环境或一日生活流程发生变化，我都需要时间适应，我都可能会哭。就像我断奶会哭，突然你让我自己睡我当然也会哭。如果你坚持把我放到床上，每隔 5 分钟安慰我一下（比如手放在我身上，或者特别轻的声音对我说话，都会帮助我认识到：你还在，你还是爱我的，只是我需要自己入睡了），如果这个过程你可以坚持，我最多两周就适应了。对了，这个方法是儿科医生 Richard Ferber（理查德·弗伯）研究出来的。他认为，为了让我学会自己入睡，我要慢慢学会自我安慰。（推荐阅读：http://www.babycenter.com/0_baby-sleep-training-cry-it-out-methods_1497112.bc）

【常用方法二】"不流眼泪 No tears"法：儿科医生 William Sears（威廉姆·塞亚斯）提倡这个方法，并写了一本书叫"The Baby Sleep Book"。这类方法更循序渐进，如果你不喜欢让我哭，或者你试了上一种方法失败了，选择这种方式要求你：我一哭你就要马上安慰我。

具体步骤：

1.【食宿相关】第一，鼓励我白天的时候吃足够多的东西。事实上，如果逐渐拉大夜里喂奶的间隔，即使是母乳宝宝也可以接受晚上不吃奶这件事。因此如果我直到很晚都没有哭闹要吃奶，你就可以根据具体情况调整我的喂奶间隔时间。这样我会慢慢意识到，白天是吃饭的时间，晚上是睡眠的时间，我夜里起来也不会感到太饿。第二，在傍晚的时候减少对我的刺激（stimulation）以帮助我早入睡，因为不管你觉察到没有，我通常在这个时间会感到很困（Godfrey & Kilgore, 1998）。有些爸爸妈妈这样做 3~4 周之后，反馈说他们的宝宝晚上开始睡更长时间，夜里醒来也更少哭闹了。

2.【流程统一】 和我一起找到适合的白天睡觉常规（比如先看书，和书本说拜拜，再上床睡觉等），并帮我养成相对固定时间、固定流程的午睡习惯。白天的睡眠规律了，晚上也会规律。

3.【时间宜早】尽早把我放到床上睡觉，如 6：30 或 7：00 点。不要掉入玩累了就会睡的陷阱哦！如果我太累了，情绪会很糟，进行睡前流程和入睡都会更难（闹觉，你懂的）。而且你知道吗，晚睡不会让我晚起，早入睡反而会让我能睡更久哦，不信你试试～

4.【循序渐进】如果我目前睡得很晚，比如 9：30，不要马上要求我 7 点睡。每天把上床时间提前 15 分钟左右（具体是提前 12、13 还是 14 分钟你决定啦），这样就能帮我慢慢适应养成早睡觉的习惯啦！

5.【建立常规】我喜欢有规律的事情，因为有规律的事情会让我更加容易学会！比如：洗澡 - 读书 - 唱一首安静的歌 - 然后上床睡觉。在建立常规的时候有两个小陷阱需要注意～第一，如果你想让我学会床是睡觉的地方，就找另外一个地方读书和唱歌哦！第二，如果你想让我学会独立入睡，就不要让我在吃母乳 / 奶瓶 / 安慰奶嘴 / 被抱着的时候睡着。

最后，请一定坚持每日提醒我这些流程！如果当我开始主动遵守这个流程的时候你能表扬我一下，就更好啦！这样的流程会让我感到更安全和有秩序。

6.【说出关键词】流程的最后一步，也是最关键的一步，就是说出关键词！比如"到亲亲睡觉的时间了，晚安！"，或者"时间到了，该和妈妈说什么啦？（晚安妈妈）"。同样，也是要坚持每天如此，我就知道这是我们之间的入睡暗号啦！时间久了，如果你忘了我还会提醒你哦。

7.【入睡环境】如果你说了关键词我没反应，那是我在考验你！我想看你是不是只是说说而已。这时候，请你不要一直唠叨我们的暗号，而是用行动告诉我"该睡觉了"比如手把手和我一起走到床边（如果有需要，倒数 5 个数），关上灯和门，放上舒缓的音乐，确认房间温度没有太热，我没有穿太多，然后和我说晚安，离开房间。如果你要坐在我身边，请你也闭上眼睛。

8.【最后的试探】太想和你再玩一会儿了，我会想出各种办法拖延睡觉（发出怪声、哭、拽你的衣服），一旦成功得到你的关注或者回应了，我以后每次都会这样哦，所以一定要能区别我的试探和真的因为不舒服而发出的哭声。你可以把手放在我的身体上，但是依然闭着眼睛，这样我就知道是真的该睡觉了，而不是还有机会和你玩一会儿。

♥ 如果我已经可以整晚睡觉，但是 1 岁左右了又发生"倒退"，夜里惊醒，搞得你和爸爸都没法睡觉，怎么办呢？

当我快 1 岁的时候，如果你找到了适合我们的方法，我很有可能已经可以整晚睡觉啦！但偶尔我也会"倒退"让你和爸爸晚上经常要起来哄我睡觉。经常你会发现，一岁到两岁之间会出现很多睡眠问题让你头痛不已。那是因为我在不断长大！每当我的认知、运动等能力有所发展，睡眠问题都很有可能再度出现！比如学习走路会让我睡着的时候也踢踢腿，一不小心就醒了，或者我在经历分离焦虑，这种情绪让我在夜里更容易醒。不过你不用着急——只要教会我自己入睡就好啦！你可能会问睡觉这件事也要教吗？哦是的，方法同上。

❤ 写在最后的话：

虽然上面说的方法不一定适合所有人，但也总会有一种方法适合你。在寻找和确定方法的时候，选择什么方法培养孩子睡眠习惯（比如是否与孩子同床睡）并不重要，重要的是父母双方对如何解决孩子的睡眠问题达成共识，形成和谐积极的家庭氛围：研究表明，有睡眠问题的孩子大多数来自于家长意见不一致或者夫妻关系不和谐的家庭。

（作者简介：常润，本科就读于清华大学，毕业后创办瑞恩宝贝幼儿园，连续四年亲身实践满足不同儿童需求的幼教模式。现美国 Vanderbilt 教育学院全奖研究生，研究 0~6 岁儿童社会情绪发展及家长教育。）

致谢：本文综合了 Infancy 课程讨论、教材内容、Prof. Amy Needham (Vanderbilt University) 的指导以及我个人的理解，欢迎补充和指正。

如何给小宝宝选购合适的衣服

给宝宝买衣服是一个技术活，一般来说由亲自抚养宝宝的人来决定购买数量和样式需求等比较靠谱，一方面因为宝宝长得实在太快，一个季度就得换一批，另一方面也只有天天与宝宝接触的人才了解什么样的衣服适合宝宝。

一、品牌选择：国产 or 国外品牌

其实国产还是国外品牌不是重点，重点还是要看宝宝衣服的实用性以及质量。一般来说，国产品牌的宝宝衣服设计较为繁复，考虑的功能性较多，但实际上真正用到的地方不多，有时会比较累赘；而国外品牌设计感较强，穿起来比较时尚好看，简单大方风格为主，卡通图案也比较可爱风，以动物飞机汽车等为主。从价格上来说，进口宝宝衣服的价位要比国产的贵一些，但如果是通过代购渠道，或者打折后对比，国外品牌的价格反而要低一些。比较推荐妈妈们以国外品牌为主，找不到合适的衣服时再考虑国产品牌。国外品牌比较推荐以下品牌：

★ 美国 Cater's：属于美国超市货，但质量真心不错，大部分 100% 全棉，非全棉产品也会标注清楚。设计简约而不简单，考虑了很多细节，比如胸前的图案设计有时候是倒着的，就是为了方便宝宝低头认识图案。再比如他们家衣服很少是印刷图案，大多是缝制上去，而且还会考虑到宝宝皮肤舒适感包一层。走针也很细腻，颜色和图案宝宝都比较喜欢。

需要注意的是，这个品牌在国外有官网，经常打折，可以自己海淘，也可以找靠谱的代购，趁打折期囤货，打折期的话一件包屁衣平均下来也就几十块钱。不过中国宝宝都喜欢穿着较为宽松，因此购买时注意至少要买大一个号才正合适。但是唯一不足的是，他们家的衣服款式比较少，夏天的包屁衣比较经典，选择比较多，但其他夏天款选择就不多，冬天款更是又少又贵。建议基础款比如包屁衣、口水巾等可以在这家选购，冬天想买一件厚点的棉袄或者羽绒服都在这家找不到。

　★ 英国 Next：这个品牌属于英国平民款，跟 Gap 一个档次，走在英国大街上感觉所有小朋友都穿他们家。我们去英国 Next 扫货时正好赶上大促，背了好多件回来，都特别禁穿，而且样式超级洋气。对比 Cater's 他们家的衣服款式多得多，而且设计感觉很大牌，不知是不是因为英国气候不同，衣服也相对厚一些，那些小 T 恤啊小短裤啊感觉适合初夏穿，国内的盛夏穿的话感觉会出好多痱子……建议一些较为正式出门穿的衣服以及冬天的衣服可以考虑这个品牌，更适合一岁以上的小孩，有一些卡通造型设计特别萌特别潮。做工质量和衣料比 Cater's 更上一层楼。英国还有一个品牌 Mothercare 也推荐给大家，在巴厘岛去他们家店里买过，感觉质量和款式都非常好，也是适合大小孩的选择，当然价格也不便宜，属于中高端品牌。

　★ 美国 Baby Gap：这个品牌相信很多麻麻都不会陌生，已经入驻中国多年，不仅有很多线下连锁店面，还有天猫旗舰店，购买最方便的洋品牌之一。跟所有进口品牌一样，同样的东西，在国内就卖得比国外贵很多，感觉有点不值，不过好在也经常做活动，促销期间购买大件还是比较靠谱的选择。同样的问题是，冬季款的选择较少，也不太符合中国国情，没有多少厚衣服可以选购。

★ 日本优衣库：这个品牌是不论大人小孩我都常年在他家选购，价格便宜倒是其次，关键是质量好，穿起来真心舒服，不过款式确实不够时尚修身。话说回来，当妈以后对衣服的时尚感不再追求，反而更加追求衣服的舒适感，一是怕小宝宝接触过敏，二是干起活儿来也方便。宝宝的衣服没怎么在他们家买过，主要看了一下他们家宝宝的衣服很多不是纯棉，而且图案都是印刷上去的。

★ 美国迪士尼：这个品牌不用介绍了，大家都知道。迪士尼的东西有一点好，虽然不是什么大牌，但质量不会差到哪里去，关键是这一洋品牌的本土化做得非常好，冬天的大棉袄啊、羽绒服啊我们都能在他们家买到合适的款式，原因是北京的冬天实在太冷了，他们家羽绒服的羽绒含量也较高，而且用的也是比较好的绒毛，衣服不重还保暖。一件好一点的外套买大一些可以管两个冬季，也就三四百块钱，性价比特别高。

进口品牌推荐到这，国产品牌就推荐一个：上海丽婴房，以前没当妈，以为这是一个法国品牌，后来才知道其实是本土品牌，感觉品牌包装比较洋范儿，设计和质量不错，价格也属于中档可以接受，属于中国和国外品牌结合比较好的，各大商场、母婴店都有，天猫也有入驻，购买非常便捷。

其实买多了会发现，国内婴幼儿衣物市场是一片蓝海，选择少，价格昂贵，很多闻所未闻的杂牌子但凡入驻了商场，价格就是它说了算，而有时你还不得不买单，因为国外的品牌有时真心不懂中国国情。如果要去商场购买，建议节假日打折期去，如果是网购，建议在天猫旗舰店或者亚马逊等比较可信的电商平台进行选购，以免上当受骗。

二、购买数量、材质、尺寸

给宝宝买衣服的材质没有别的，就一个要求：100% 全棉！一般进口品牌可以查看标签上说明，基本上是可信的，而且全棉的手感很柔软，一摸就能摸出来，只有全棉的衣服才能避免因为衣物造成宝宝过敏的可能性。还有就是夏天实在热得不行我也给宝宝穿过绵绸的衣服。摇粒绒的衣服也有几件，多是里面有打底，穿在外面保暖。那种毛绒绒的羔羊绒连体衣在出月子时也给宝宝穿过，主要是那会儿宝宝太小穿不了羽绒服保暖，外面再包一个小棉被就可以抵御帝都的严寒。秋季大风天还会给宝宝穿斗篷挡风。有的老人会给宝宝织毛衣或者钩一些小件，建议选择棉线和开衫款式，毛线容易刺激宝宝皮肤，套头的如果开口太小会影响宝宝呼吸，也不方便穿脱。至于选购衣服的数量，根据我们家宝宝穿衣的经验，一个季度各种样式 3~4 件基本可以满足需求，提前一个月把下个月的衣服准备出来才不至于断档。比如这个阶段的包屁衣准备 3~4 件换着来，不过前提是宝宝的衣服要勤洗，而且要跟大人的衣物分开用专用的宝宝洗衣液或者是洗衣皂洗，小件我们大多是手洗，大件才用机洗，其实也不用专门给宝宝买一个 mini 洗衣机，一是占地方，而是确实不实用，功能各方面还不如现在高档一些的专业滚筒洗衣机。至于尺寸，我们一直希望宝宝穿得宽松，不会因为衣服太紧过热不舒服，所以一直都会考虑买大 1~2 号，各品牌的尺寸设计不一样，一定要仔细看好提前试好，衣服买来也一定要先过水，太阳晒晒杀杀毒。

三、购买款式

刚出生的新生儿往往出生前就已经有待产包准备好，加上各种医院发的、亲朋好友送的，数量上应该够了，不过其中一定有大量不实用的款式，特别是很多准妈妈孕期自己手打或者缝制的衣服，不是款式不适合，就是尺寸对不上，最后你会发现医院发的和尚衣最实际。如果这个阶段妈妈想要准备一些给新生儿宝宝的衣服，建议和尚服，因为这个阶段的 baby 太小了，穿套头的衣服很不方便，而且这个阶段经常因为屎尿弄脏衣服需要换洗，还是和尚服最便捷。如果你身边继承了别的宝宝穿过的衣服，不要觉得二手衣服不好，反而对宝宝来说是最好的选择，因为二手衣服已经被别的宝宝适应过，穿起来会比较舒适柔软，当然也有衣服变形这个可能性。之后很长一段时间，连体衣（又叫包屁衣）会占据宝宝的衣橱，因为实在是太好穿了。又方便又美观，还能保护宝宝肚皮不受凉，缺点是领口处太容易变形了，这样肩膀总是露出来，宝宝总会去挠，春秋季我们会给宝宝里面穿个长袖包屁衣打底，外面套个短袖T恤，还挺时髦。天气热的时候我们也会给宝宝穿小背心短裤两件套，或者肚兜或者无袖爬服，肚子上裹个护脐带避免凉着肚子。至于开裆裤还是死裆裤，如果夏天宝宝已经可以把尿的话，选开裆裤还是比较方便的。

四、其他相关

新生儿那会，我儿子也是指甲又长又喜欢到处挠，弄得经常这里一道口子那里一道口子，有的家长可能会给宝宝戴手套，我们虽然也非常担心，但基本上还是非常反对的，因为戴手套脚套非常容易限制宝宝成长。最后我们晚上睡觉时给宝宝戴一个超大号的我自己缝制的无指手套，白天就时时有人盯着防止宝宝挠。买袜子的话也是秉承着宁大勿小、百分百全棉的原则进行选购。现在国内很流行一种有机棉，我们也试过，感觉还可以，弹性不是特别好。地板袜我们也买过，但是建议袜子上的装饰物不要过多，最后不是被宝宝揪了，就是因为太不舒服放弃了，袜口也一定要选购松口的，不然勒着宝宝的脚踝影响血液流通。关于宝宝的帽子，建议夏天买那种棒球帽时选有一半是网面镂空的，一则能晒晒太阳，二则也透气。春秋季可以戴全封闭的帽子，冬天可以选购能包住耳朵的毛线围巾帽子两件套。口水巾、围兜一定要多准备，15~20 条差不多就够，建议口水巾选用无荧光纱布的，围兜则建议选择按扣式的，一岁以后也可以买硅胶的那种，宝宝可以自己吃饭了，难免会弄得到处都是，硅胶的开口比较大。宝宝的鞋子是最难选购的，也是宁大勿小的原则，一个季度备上 2~3 双。给大家推荐一个国产品牌巴布豆，虽然设计没有国外品牌时尚，但款式非常多，也非常实用。另外就是直接去商场里试鞋购买的情况比较多。其他一些爆款比如毛毛虫、Crocs、UGG雪地靴我就不一一推荐了。宝宝学走路前可以买那种软底纯棉布鞋，学走路时可以开始买学步鞋，鞋底要厚而不硬。冬季可以选择全封闭的里面夹棉的棉鞋，春秋季可以选择全封闭球鞋或者布鞋，夏天可以选择网面鞋或真皮凉鞋。

宝宝发烧了怎么办？

如果孩子发热了怎么办？宝宝出生后，第一件要学会处理的紧急情况就是这个。但只要孩子发热时精神不是很差，温度没超过 39.5℃，家长也可以自己处理。

1. 如果体温低于 38.5℃，精力旺盛，精神好，不需要使用退热药物，可以通过物理降温如擦拭酒精、洗温水澡、多喝水、贴降温贴等方法处理。

2. 如果体温超过 38.5℃，热面容、烦躁、精神不好，就需要马上给以退热药物。小儿发烧药我们家只用过美林的，还比较有效，但也只管一段时间，到了晚上超过时间又会复发。

3. 当体温超过 39℃时，容易诱发高热引起的惊厥，必须马上使用退热药物。最好立即去医院就诊，遵医嘱。

感冒发烧期间宝宝需要多补充水分，戒肉和鸡蛋，喝白粥，另外不要以为小孩和大人一样，捂一下发发汗就好了，一定脱掉身上过多的衣物！否则很容易由于水分失去过多而发生惊厥。

不论是哪种情况，家长都要时时保持观察和警觉，对任何迹象都要及时判断，虽说不能一生病就吃药打针上医院，但必要时一定不能耽搁去医院。

说说当妈以后

　　网络上流传各种版本的生娃前后对比搞笑故事，当妈之后真的会有这么多变化吗？事实上，当妈以后不仅有变化，而且是翻天覆地的变化！简直是三观尽毁啊。一直想跟大家分享我自己的心得体会，也说说我当妈以后最大的体会吧，让更多还没当妈的想清楚，也让更多的人能够理解当妈的女人。

　　说实话，不管是恋爱、结婚还是生娃，我都没有太多的计划或者说执念，都是随波逐流，因为这几件事情对我来说都不是生命中优先级最高的，我是个爱自由爱工作爱得要死的人，只要拥有这两样我就会感觉无比的幸福，并且能找到自我。而事实证明，这三件事搞不定，不好好想清楚就跟着命运的大潮跑，所有的事情都会受影响，整个人生的格局都会改变。各位还没有生娃甚至没有结婚没有恋爱的姑娘们，你们且偷着乐吧，好好珍惜你的单身时光，赶紧把想做的事情都做了，再来考虑要不要给一个男人当免费保姆，不是看你自己的孩子，是看他，除非你已经爱他爱得要疯了失去了自我，否则我建议你还是多爱自己一些吧。

　　不说那些没用的了，说来满是伤心泪，谁体会谁知道，且行且珍惜吧。

变化一：自己变得更强大了

　　记得刚怀孕那会儿，老大跟我说，感觉我气场变强了，以前工作中的老好人现在也会说"不"了，只有我自己知道，肚子里多了一个小生命，你就得对他负责，为了保护他，你会变得无比强大，任何人与事都不怕了。无所惧，这是母性。产假结束回公司，同事们都觉得我彪悍很多，不熟悉我的新同事们也一律觉得我很猛。

变化二：更加爱自己了

这件事是在我生完孩子之后深有体会，当孩子出生的那一刻，所有的关怀与照顾都不再聚焦于你，全部都转移了，你就像一个用完了的套套一样被人踩在脚下，从没有这样心疼和爱惜自己，心里对自己默默说，再也不要让自己受这些委屈和痛苦了，没有人爱你，要更加爱自己，只有自己爱自己，别人才会爱你。

变化三：想起来好多旧时光

据说初老症有一个症状就是，开始怀念过去。也不知道是因为不用费脑子的时间多了呢，还是我自己开始老了，那些可能之前被遗忘在记忆深处的片段又时不时零零散散跑了出来，比如抱着宝宝的时候想起来很小的时候原来我也是很喜欢我妈妈的，常常坐在单车上从背后抱着她出去玩，喜欢闻她身上的香气，想起来小时候其实最喜欢爷爷和妈妈。又比如，宝宝不会说话咿咿呀呀的时候，想起来很小很小的时候不会说话，也是这么大，那年南方限电，天气热得要命，我一个人躺在竹床上热得直哭，大人们问我哭什么，我一直说热，我热，但其实我只是想说出来，大人们却听不懂我的咿呀，只有爷爷不厌其烦地整宿整宿给我扇扇子。

变化四：无限的耐心

给儿子喂饭我最大的体会是，只要功夫深，铁杵磨成针。这个世界太浮躁，节奏太快了，选择太多了，欲望太满了，所以，一事无成。如果要做成一件事，必须花费时间，有些事情是时间砸出来的，时间多么宝贵啊，每个人都只有有限的那么多，所以你要么是个时间管理的高手，要么你不用睡很多觉，要么你懂得舍弃，否则你想做的事情都实现不了，你也会变得不快乐，不幸福。

变化五：做自己想做的事情，活出自我

说什么男女平等，那都是男权主义者抛出来的烟幕弹，麻痹我们的，这个世间根本就没有所谓的男女平等，女性永远属于劣势群体，男人只需要上班挣钱，下班玩玩手机电脑就好，而女人呢，同样的一天，也要上班（而且在公司也会待遇不如男性）挣钱，还要做饭，还要收拾和洗碗，还要照顾孩子，还要喂奶，还要充实自己，完全就是作死的节奏，这么说吧，本来以为怀孕就够辛苦了，卸货了就解脱了，结果我生完孩子的每一天都是抱着必死的决心度过的。想当初刚认识 Chelsea 时我还是如花似玉的小年轻姑娘，不到 25，觉得三十岁离我远着呢，一眨眼过去，我已经结婚生娃，马上奔三了，我一直有种错误的观念，觉得女人过了 25 就会老很快，而三十以后就不年轻了，顿时无比恐慌，列列清单，天！居然还有这么多想做的事情还没做！而我已经跳入了一个预期未来十年都不可能逃离的火坑！抱着破罐子破摔的信念，和再次必死的决心，我决定不再为谁而活，想做什么就去做，活在当下，活出自我！

当然，吐槽归吐槽，真要我时光倒流我是万万舍不得的，天知道我多么爱这个小情人，爱得不知道该怎么办好。宝贝，晚安，妈妈永远爱你。

美利坚产仔记

文 / 羊羊

　　2014 年是奇妙的一年，这一年我从一只单身狗误打误撞地变成了先上车后补票一族。更奇妙的是这只小猴子受孕于完全没计划的巴哈马之旅，在我肚子里陪我经历了从北京到上海的大迁徙，二次蜜月的大连—济州岛之旅，预产期前两个星期在迪士尼的暴走（我能说我还开了小赛车并且去坐了一个星球大战的 4D ride 吗），如今她在我码字之时正坐在旁边啃手，不得不说，生命真是奇妙，生活永远超出计划和预期。

　　我还记得 2014 年 5 月的时候第一次看到验孕棒上的两道横线时，双手颤抖着给孩儿他爸发了一张模糊的照片过去。彼时我们还在大洋两端，他的清晨，他说你先睡吧我想静静。我没问静静是谁，爬上床开始设想一万种可能性。此后的一个星期两个人的选择困难症集中爆发，生，不生，在哪儿生，怎么生，生完了怎么办……仿佛前一夜我还在和闺蜜们喝点小酒吃点下午茶做做瑜伽看看话剧，转眼间就要坐在电脑前研究哪种产前维生素比较好，叶酸现在补是不是还来得及。作为一个有计划强迫症的人来说，这种经历绝对是人生灾难。

　　现在看来，当初所有的纠结和选择都是那么的多余。昨天和孩儿她爹说起来，他还点着我的脑门子说，你忍心吗？你忍心看着你女儿的脸告诉她你曾经想残忍地杀害她吗？好吧，感谢有信仰的老猴子阻止我将小猴子扼杀在我的肚子里。

　　孕期中的种种困难自是不用说，老猴子不在身边，孕检都是我自己去的，跑上跑下不断排队；平时上班忙有的时候加班晚了就胡乱吃两口饭；刚搬到上海人生地不熟，上下班坐将近一个小时的公交车；早上到公司定时定点在某个厕所隔间吐酸水；情绪变化极大，整日和老猴子隔空吵架……但这并不影响我享受身体中一个小生命从无到有的喜悦。或者说，夹杂着对未来不确定性的恐惧感的喜悦。

　　转眼怀孕七个月，感恩节那天我终于拎着个小箱子背着个小书包坐上了飞越太平洋的航班，经历了芝加哥海关小单间的盘查，终于来到美国东岸的迈阿密。老猴子见到我说你怎么神情恍惚，我说被海关审了一个半小时，整个人都不好了。顿时怀孕时所有的苦辣酸甜涌上心头，结结实实地抹了一把鼻涕眼泪。

　　美国的医院和医生是分开的系统。我们先定好了医院——离家开车15分钟，环境好，白人社区，佛罗里达州风评最好的产科设施。然后再看可以在这家医院看病人的医生名单，一个一个打过去问对方是否接受已经处于孕晚期的我。有的医生排得很满，有的医生不接受孕晚期病人，有的医生要先预约检查才有可能告知是否接受。我也是两眼一抹黑，按字母顺序挨个打电话，结果 A 开头的还没打完就定了医生，两天后就可以见到医生。

医生的办公室离家开车大约四十分钟，类似于诊所，里面也有相应的检查设备，可以做B超，血检，尿检，体重，跟国内产检差不多，但是第一次见医生花了很长时间，我和老猴子的病史，双方家庭病史，我过往产检的情况，包括以往的病历也扫描了一份留档。然后是测胎心，阴道检查，抽血，B超。总之，这次检查花了三个多小时才完毕，整个过程中有专门的医生助理帮忙做检查，医生只是在听胎心的时候出现并跟我们交代了很多注意事项。由于注意到我的母语不是英语，所有工作人员都尽量慢并且吐字清楚地说话。虽然后来老猴子跟我说他查了医生的记录，觉得网上的评论很少，所以劝我换一个医生，我仍然觉得这个体验其实已经比国内医生好多了，而且临时再换又得经历这么一番，所以就定下了医生。没有所谓的送红包托关系，纯粹自由的医患之间互相选择，就这么搞定了第一件大事。

然后就是该吃吃该睡睡。从国内出来之后更没人管我了，所以冰激凌想吃就吃，偶尔也吃顿麦当劳解解馋，电影看了好几场，以倒时差之名也熬了很多夜（但是小猴子生出来睡眠出奇地好，两个多月就开始晚上八点到早上五点睡整觉，我只能说我真的是很幸运，小猴子太经折腾并且不为所动了），迪士尼去了两次，甚至第二次是在预产期前两个星期，我们进去的时候还在开玩笑，会不会生在迪斯尼乐园里，如果真的生在这儿了，孩子会不会得到终生免费的门票……这也算是为人父母前的最后一把疯狂了。

自从进入 37 周，老猴子天天跟我说随时有可能生，但我的肚子却一点动静都没有。预产期前十天，爸妈来美国，说也奇怪，那天的飞机应该是五点多到，下午两点我和老猴子在家打扫卫生，我突然觉得下体一热，赶忙往厕所跑，只见一团污血涌出来。老猴子仗着读过医学院，跟我说没关系，估计是子宫栓，让我静观其变，我们就去机场接人了。但是接下来的几天，我又恢复了什么动静都没有的状态。但是爸妈一来，生活马上要进入正轨，早睡睡不着，早起起不来，吃不下去饭拼命要塞下去……转眼到了预产期前一天，仍然什么动静都没有，晚上一家人去了海边散步拍照，老猴子跟我爸妈说，如果明天还没动静我们就去 Key West（美国最南端的领土）去玩吧！我翻译给我爸妈的时候，我知道二老内心一定是"这是什么鬼"的呐喊。

但是肚子里的小猴子注定是一个比她爸妈靠谱的孩子。半夜十二点刚过，我从沙发上起身，突然感觉"哗的一下"裤子湿了。我一边捂着屁股一边往厕所跑，还怕吵醒爸妈，跟老猴子小声嚷嚷"破水了破水了"。老猴子说，"淡定淡定，你肚子疼吗？初产妇平均破水到生产要十几个小时呢，我们躺一会儿吧。"我想想也是，换了条裤子，换上提前买到的成人纸尿布，就躺床上了。

没过十分钟，宫缩开始强烈起来，但是不疼，老猴子在旁边困得直点头，跟我说你感觉到一次宫缩你就掐我一下。过了一会儿他问，你怎么老掐我啊，你不疼我疼啊。我看指望这个慢性子是没戏了，于是起床，洗澡，换衣服，把待产包又整理了一遍，我的换洗内衣外衣，拖鞋袜子，小孩的衣服。又回到床上躺着，开始随着宫缩有肚子疼的感觉。三点多的时候我说不行，肚子开始真的很疼了，我们还是去医院吧。于是老猴子开始洗澡梳妆打扮，我叫醒爸妈。我爸听说我十二点多就破水了，整个人都要跳起来了。我妈倒是很淡定，拿着她的 ipad，一脸惺忪穿衣服准备出门。我叮嘱爸妈，保大人，先救我，孩子生出来别一窝蜂去看孩子要记得先看我。然后一家人大包小包出发了。

到了医院直奔急诊，在路上我的宫缩已经很强烈了，但是疼痛还能忍。进了医院先被送到观察室，一个不知道什么口音的护士老太太接待，大家都不是很着急地开始给我上胎心监控，抽血，指检。此时问我疼痛度有几分，我说大概五六分吧，还能接受。四点的时候开两指，但是没过十分钟我就开始叫唤不对啊好疼啊，结果已经三指了。护士老太太说你这开得挺快啊，那我们把你送产房去吧，你要上麻药吗？我想了想说先别吧，现在也不是那种接受不了的疼。于是我就被推着进了产房，我问护士，允许几个人进产房啊，护士看了我一眼说，能站得下几个人就进几个人。于是我们一家子又浩浩荡荡地都进了产房。

产房大概七八平方米，带洗手间，带沙发，我爸就被我轰到了沙发那边坐着。护士不让我喝水也不让我吃东西（巧克力白准备了），给老猴子一杯冰块让我润喉用，我妈作为祖国的医护工作者也有点惊呆了，怎么就这么直接吃冰啊。但此时的我一会儿用中文跟我妈喊，一会儿用英文跟老猴子和护士喊，一会儿还要给他们翻译，就已经顾不得了，冰块也咔咔地吃。阵痛在加剧，此时的我形象全无，嘴上只有两句话中英文反复说，我要麻药，我憋不住了。过了好久麻药也不来，护士说我血压有点高，所以她们要额外做个血检才能给我打麻药，于是伴随着我要麻药的喊声又抽血。过了半个小时左右，血检结果终于出来，由于麻醉师也不是医院的，是专门一个第三方服务供应商，所以又打电话给他们让把麻药和麻醉师送过来。此时护士又将魔爪伸向了我，一边在下面摸一边问，你确认你真的是生第一胎吗？我一边呐喊我要麻药我憋不住了一边说是啊是啊怎么了，护士说，八指了，照这个速度很快就可以生了，现在打麻药反而影响生产你还是再忍忍吧。至此，之前我一直感觉坠啊坠的肚子再也憋不住了，嗯……没错，在老猴子和护士的注视下，我狠狠地把粑粑拉在了产床上。此刻也顾不上丢人，顿时觉得轻松了一点。我妈特别不好意思地想去帮忙擦，被护士拦住了。护士很快就把我擦干净，结果随着下一次宫缩，我……又拉了。

连续拉了两次在产床上，后面的压力减轻了不少，但是前面仍然是有一股无法阻止的力量在把肚子里的宝宝往下推。此时已经是早上七点多，医生还没有出现，护士又来指检，我听到她跟老猴子说已经开全了，又来安慰我再忍忍，千万别使劲，医生马上就到。我怎么可能不使劲啊，不使劲就兜不住了。老猴子这时候抽了一副手套出来说，"医学院毕业实习的时候我也接生过上千个孩子了，不行我今天就给你接生吧。"就在他的魔爪就要伸向我的时候，医生边套手术服边风风火火地进来了。我真心松了一口气。

医生的到来宣布了正式生产过程的开始。在医生和护士的指导下，开始一组三次的呼吸，每次吸气后呼气数到十，使劲往外推。我只记得我在喊，但完全不记得在喊什么了，护士在旁边一直说"不错，非常好，再来一次"。第三组呼吸的时候护士突然说，好了好了看到头发了，第三组第三下，随着一点撕裂的感觉，突然感觉一阵轻松，一声音调很高的婴儿哭声哇的一下盖过了所有噪音直冲入我耳中。就这样？就这样。八点，小猴子来到了这个世上。老猴子一刀剪断脐带，护士很快就把孩子抱到我胸前让她吸奶，而我的第一反应是——呃，应该再好好洗一洗吧，这样多脏啊。但是看到这个皱皱巴巴、红通通的小家伙闭着眼睛就张嘴直中目标，我也顾不得了，抱着她的小脑袋就一通狂亲。我就这样当妈了？这孩子怎么有点丑，眼睛上还有块红斑？就哭了一声是不是哑巴？没等我反应过来，护士又把小猴子抱走了。医生此时在给我缝针，并且告诉我说有很轻微的撕裂，马上就好。老猴子在旁边目不转睛地盯着医生给我缝，我妈早已不顾我的叮嘱跑去给小猴子各种拍照。我听到护士在跟我妈交代，这个是眼药膏，这个尿布上的黄条变成蓝条就要换了，而我妈她老人家一个劲儿直点头。后来我问我妈，你不是不会英语吗，我妈说但是人家又比画又喊的，我听懂了，擦了眼药，量了体重身高，穿了尿布嘛。行，全世界医护人员一家亲，交流无障碍。很快，医生缝好了针，过来拉着我的手说表现不错，然后就闪人了。我掐表一算，最多四十分钟，至少两千刀就到手了，我竟然为自己的神速感到有点亏了。护士又把小猴子放到我的胸前吮吸母乳，并且手把手教了一遍用什么样的姿势，大概每边多长时间，怎么引导婴儿以正确的方式吮吸。同时告诉我，由于我的尿道括约肌受到压迫，要给我插一根尿管帮助排尿，会有点疼。我想说我现在不想尿尿但还是让她插了尿管，结果一大壶竟然不够盛的，护士说好嘛，差点把膀胱撑出毛病来。

　　排完尿，喧嚣的产房暂时安静了下来。护士隔十分钟进来观察一下我的血压，三十分钟后叫我下床扶我去洗手间，教我怎么用消毒液冲洗下体，并询问我是否有晕的感觉。我只觉得嗓子很哑想喝水，护士二话没说拿来一杯冰水就让我喝，我也没多想接过来就要喝结果被我妈眼疾手快拦下来了，又让护士给我拿热水来。热水花了五分钟才来，估计是现烧的，于是我就热水掺着冰块咕咚咕咚喝了下去。至此，生产正式结束，我的血压也恢复正常。医院指派的儿科医生也过来看了一眼小猴子，并嘱咐我出院后带孩子去她的诊所建档复查。九点多钟，我被推出产房，转入病房。

　　病房也是跟产房一样的单间，带洗手间，沙发床，摇椅，窗外阳光很好。老猴子和我爸回家去了，只剩下我、我妈和小猴子，祖孙三人大眼瞪小眼，一切跟做梦一样快得不可思议。我妈虽然语言不通，但仍然对美国护士的服务态度和专业程度大加赞赏，从头到尾没有嫌脏嫌吵，一直鼓励我，安慰我的家人，并且像国内的医生一样指导产妇进行产后护理，宣传科学母乳喂养，并且一再嘱咐我们不要喂水不要喂奶粉，要坚定地让婴儿吮吸母乳。护士发给了我几本厚厚的育儿手册让我没事就看看，并且发了纸笔记录喂奶时间和换尿布时间，并且叮嘱至少三小时要喂一次，即使小猴子还在睡觉也要把她弄醒让她吸奶，抱着喂，不要躺着喂，免得压到婴儿的口鼻。但事实是因为太困太累，我实在抱不住了，半夜还是有一两次在我妈的监护下我躺着喂了。在我的怀抱里小猴子也睡得很安心，一离开我怀抱就哇哇大哭。

在医院的两天里护士都让我们一直开着灯，保持外界声音的嘈杂，让婴儿适应子宫外的生活。每天三班护士来跟我们交代注意事项，也会压我的肚子观察子宫收缩的状况，但是没有惨绝人寰的压肚子排恶露的状况出现。此外，我的待产包里的东西百分之九十都没有打开，内裤没有穿，直接穿医院给的纸尿裤，衣服是病号服，袜子医院也发，小孩的包布，尿布，洗澡盆，浴液，脐带护理，都是医院免费的，出院时让我们带回去。

在医院的两天，医生只在出院之前又来看了我一眼，其他时候全部是护士在照顾产妇。美国的护士相比中国的护士，负责的事项更多，据说考注册护士挺难的，专业性很强，也分专科。总之，虽然医疗账单很贵，但是医院确实把自己定位在服务机构上，态度好似幼儿园老师，时刻微笑时刻鼓励，让人心情愉悦。至于后来看国内有新妈妈说生产时护士在旁边说喊什么喊又不是只有你一个人生孩子，我只有张大嘴巴惊讶的份。

如今小猴子已经四个半月了。现在提笔回想当时的一切，虽然细节会有些模糊，但那些新鲜的经历加上初为人母的激动仍然历历在目，医生护士们友好的服务也让整个过程回忆起来甚为愉悦，甚至有一种再生一个也不是很难的想法。从找医院，找医生，到最后孩子出生，我也一路摸索着在这个新的国家新的城市安顿下来，进入人生新的神圣角色，母亲。愿此后的路，也跟这次难得的经历一样，顺利，快乐。愿我的小猴子快乐成长。

（作者简介：这是我这辈子最好的闺蜜、大学时期的室友羊羊的文字，曾经以为毕业之后也会一直在一起做邻居，做一辈子的好朋友。她是那种可以跟我一起做一些蠢事的人，是那种即使很多很多年不见面也依然像没分开过一样的朋友。大学时期就风靡校园的她经历了一段刻骨铭心的感情之后毕业很多年一直单身，最后嫁给了一个像维尼熊一样憨厚的老外，特别为她开心。）

谢谢你来到我的
世界，让我有好故事可以说

文 / 吕佳佳

开始提笔写这篇文章，是在我晚上 9：00 准备开始哄睡儿子之前大口喝了半杯咖啡之后，9：30 照旧拖着半睁不睁的双眼，咬牙坐在电脑桌前写关于我生命中或许再重要不过的转折。

作为妈妈写我的故事，还是头一遭，这也是暗自给自己鼓了无数次勇气才开始尝试的事。因为的确不太愿意回首目前看来都可以作为岁月之殇的种种。现在立在你们面前的这个被亲戚朋友认可的两岁半男孩的妈妈，甚至看上去有点云淡风轻的意思，却是经历了数不清的冲突、纠结、与自己和解的过程。

一、作为一个 85 后，为什么早早生娃？又是怎样规划自己的职场生涯的？

这个问题是在得知我怀孕之后，收到的最高频的问题。

首先坦白说，生娃这件事，真的是，计划外的产物。作为 A 型射手座看到机舱有孩童就能心情从关舱门 low 到目的地的我来说，看到那红红的中队长，憋了半天也高兴不起来。可想而知，对于职场来说，也是真的没有任何规划和部署，就这么乌烟瘴气地告一段落。

在这一切如洪水猛兽般吞噬掉了我之前的自由、无牵绊、文艺青年般的生活后，我的眼前一片迷茫，陷入了深深的忧郁里。那段日子，由于家人的施压，我被迫跟单位请假在家休息。每天漫无目的地吃饭睡觉听所谓的胎教音乐经历着孕前期的各种身体不适，周围所有人都在告诉你应该这样，不要那样。直到有一天我遇到了一位姐姐，她是前可口可乐公司中华区总裁助理，现在是两个宝宝的全职妈妈。和她聊天会慢慢让自己安静下来去思考，也会对未知发生的事情开始没那么恐惧。一切都因为那个下午的对话开始慢慢变好。

我想说的是，首先对于新生命的来临，最好是有计划的。这样会减少很多未知事件所带来的负面情绪，而情绪对于一个准妈妈来说，我认为比任何昂贵食物都来得重要得多。其次，对于有娃后的职场规划，回头来看，并非按部就班地按照计划齐步走，但规划还是尽量能做则做，因为这更多的是对自己的安慰和鼓励；再次，找到一个精神层面的前辈或者情况背景类似的群体，我并不认为一定要多积极阳光正能量，但这个人或群体一定要经历过或者正在经历你所面临的种种情况，并且具有强大的心理疏通和解决问题的能力。这或许可以在孕期过程中，给自己创造一个非常难得的精神世外桃源。

二、如何看待孩子与自己的关系？到底怎样教育？

对于 70 后、80 后来说，进名校、入外企、做公务员，无关乎出身，通过个人的拼搏总是有机会踏上父辈们所期待的那种中产阶级生活轨迹。而我们的孩子，他们面临的环境和竞争会远远超过我们这代人的经验所能理解的范畴。

那么到底什么才是教育？很早以前在新东方学到过关于"education"这个词的由来。它是三个词根的拼写，e 是向外的意思，duce 是引导，tion 是表示名词的词缀，引导出来。所谓教育，就是把一个人的内心真正引导出来，帮助他成长成自己的样子。我一直铭记至今。

从宝宝降生到时隔两年半的今日，孩子给予我的启迪其实远大于我教给他的。他总是让我向内思考自己的人生和习惯的对错。记得有一天，我和浩浩一起坐在垫子上吃东西，吃完之后发现，我俩面前都掉了许多垃圾和渣子。浩浩看看自己的，又看看我的，我们相视而笑。当时我内心无比震撼，因为彼时才发现，成人和孩子一样，都会犯错，甚至都会犯一样的错误。而成人只不过学到了如何收拾残局的方法而已！仅此而已啊！我们又为什么面对孩子却总能摆出一副我是对的，要听我的姿态？

后来愈发觉得，生孩子是件"很自私"的事。所以母亲节看到铺天盖地的"感谢母亲"之类的口号时，总觉得不安甚至难堪。因为母亲对孩子的爱，不过是为生孩子这个选择承担后果而已，谈不上什么伟大。甚至我想，应该被感谢的是孩子，是他们让父母的生命更完整，让父母能体验到生命层层开放的神秘与欣喜。最重要的是，让我们体验到尽情地去爱。那是一种放下所有戒备去信马由缰地爱，那是一种自由不是吗？我感谢孩子给我的这种自由！

三、宝宝的降临，如何解决婆媳等敏感关系？

虽说这是一个敏感的话题，却是无法逃避且几乎无一例外任何一个家庭都会遇到的问题。于我而言，这也是跨越最大的一次生活方式的改变。从之前的二人世界，到婆媳共处一室。中间有太多难以向外人诉说的苦楚。

　　这并不是说婆婆对我怎样怎样。我的婆婆是个文化层次不高却通情达理的女人。虽然是长辈，却永远以礼相待，从未怠慢过我的感受。可这并不能掩盖生活背景和教育理念的大相径庭。首先，我想还是要摆正自己的心态。因为我发现一切试图改变老人的尝试都是徒劳。在没有可能换爹妈公婆的情况下，我承认，改变自己是唯一的出路。当尝试着一点点接受从不接纳的观念、行为时，其实你会发现，给孩子多吃一口肉和少穿一件衣服真的没有什么关系，但妈妈和奶奶的关系和态度，却会给孩子留下深刻的印记。

　　其次，要找到自己人生新的平衡点。家庭增添了一位重要成员，生活完全被打破，那么找到自己一个新的平衡点就显得尤为重要。这个平衡我认为是工作、生活、家庭关系之间的平衡。因为我做了全职妈妈，于是改变变得更加明显。每天三尺锅台、尿片奶粉充斥着我的 24 小时。依靠丈夫的安慰只是暂时缓解情绪的稻草而已，绝对不是长久之计。于是在一个合适的时机，我选择报考了清华 MBA，每周抽出两天时间还给自己，让自己认识形形色色的优秀人群；还拜唐朝乐队鼓手为师，每周抽一天去练习从小就喜欢的爵士鼓。为自己多打开几扇窗之后才发现，你的生活在不停地纠错、调试和妥协中慢慢而自然而然地平衡了。

　　这就是我两年半全职妈妈的生活状态和总结，目前的我生活大于工作，却有种大隐隐于市的超然与平静。我想，作为女人应该感谢上苍赐予我这个宝贵的孩子。是他让我努力勇敢地去迎接不期而遇的改变。最后，我想用一直很喜爱的《恋爱的犀牛》中的台词收尾，虽然那是对爱情的告白，我想用于母亲对孩子的告白，更加妥帖：

"一想到以后我看待一切的目光都因为那一地那疼痛而变得了无生气，我就怕了。爱他，是我做过的最好的事情。一切白的东西和你相比，都成了黑墨水而自惭形秽。你是纯洁的、天真的，什么也改变不了。阳光穿过你，却改变了自己的方向。"

（作者简介：吕佳佳，A 型射手座，在浙大痛苦而艰难地读了四年计算机，为了不再继续痛苦放弃保研和墨西哥大学的录取通知书而转战银行业。曾任招商银行私人银行高级理财规划师，现任 24×7 私人保姆教师兼情感启蒙师，也就是全职做妈妈。清华 MBA。爱说，所以从学生时代到工作岗位，成了各类会议晚会主持人，获得清华冬令营主持二级认证；爱跳，坚持了 27 年的爱好，也因此参加了国内外演出交流无数，跟着舞团混到了全国荷花杯舞蹈比赛金奖；爱折腾，断断续续组建了流媒体电视台、帮忙拍过广告、发表过文章，也是很难为情地让自己的细碎文字印进了书里、逐渐对马拉松着迷、将近而立之年又开始拜师学爵士鼓。崇尚随心随性的生活态度，兴趣爱好广泛到不好意思在这里枚举，因此也没在什么领域有过多的建树，但和有趣的人坐在一起吃饭喝酒谈人生是尤其热衷的一件事。）

Part 2

宝宝 4~6 个月

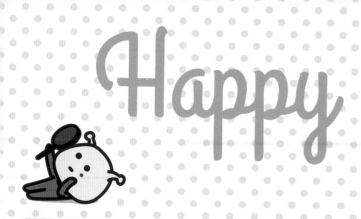
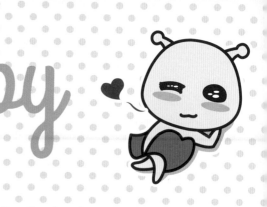

Happy

Memo	Monday	Tuesday	Wednesday	Thursday	Friday	Saturday	Sunday

dream

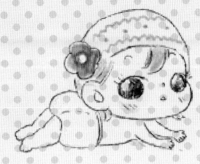

梦想发生器

我的目标：

实现期限：

我的优势：

我的行动计划：

可能未完成的原因：

解决办法：

奖励：

实际完成目标：

承诺人：

监督人：

日期：

家务清单
Housework list

time	list	who

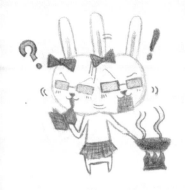

一周食谱
weekly menu

	早	中	下午茶	晚
Sun日				
Mon一				
Tue二				
Wed三				
Thur四				
Fri五				
Sat六				

所需食材 ......

....

....

2 **多彩的山洞**

用纸箱建造一个山洞

游戏材料：1个纸箱，4~5双彩色袜子，胶带

1
把纸箱的顶面和底面打开，变成可以穿行的"山洞"。再把彩色袜子粘到山洞顶部做装饰。纸箱的大小要保证宝宝在里面时头顶有一定空间，并且能爬行调头。

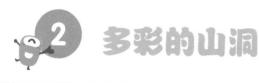

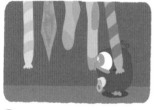

2
让宝宝爬进山洞。垂下来的袜子碰到脸上，看看他会怎么玩。

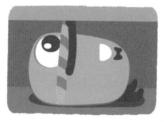

3
在山洞另一头给宝宝加油打气吧，鼓励他多爬几次。
如果纸箱足够大，就和宝宝一起爬吧，他会玩得更带劲儿。

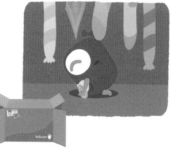

还可以这样玩

这个纸箱山洞也是玩捉迷藏的绝好道具。在山洞外面假装找不到宝宝："咦，我的宝宝呢？宝宝去哪儿啦？"当宝宝听到你在找他时，会有什么很好玩的反应呢？快试试看吧！

孩子都很喜欢狭窄的空间。用纸箱做个小山洞，让宝宝爬来爬去再好不过。山洞里再加一些装饰，让宝宝伸手够一够，会增强腰部力量哦！

Tip：可以在纸箱上开几个洞做成窗户，让宝宝感觉更安心！

宝宝做到了吗？

 喜欢玩钻爬的游戏

 通过钻进并爬出纸箱来感知空间

 无触觉敏感反应：不排斥碰到脸上的袜子

宝宝辅食添加 A-Z

世界卫生组织的建议是宝宝 6 个月以后可以逐渐开始添加辅食了，不过中国很多家庭四个月也开始添加一些如米粉、果汁、果泥等轻辅食，慢慢训练宝宝，补充营养。其实为什么这个阶段要开始添加辅食，倒不是人们口中说的妈妈的奶没营养了，而是宝宝的需求更多更丰富了，仅仅只靠母乳是不够的，还要通过其他食物摄取，同时也可以补充缺少的营养素。宝宝出生以后我们基本上就补充了维生素 D 和医院开的钙水，促进钙的吸收，其他都靠食补，个人感觉这样对宝宝比较好。

辅食添加可是一门学问，并非随心所欲，要遵循一定的顺序和原则，一次只能添加一种辅食，而且不能同时断奶，辅食替代不了母乳，辅食添加顺序错了或者不守规则，容易导致宝宝过敏，出现腹泻、便秘等不良反应。辅食添加相关知识参考崔玉涛大夫的肯定错不了，这方面他总结得非常全面了。

添加顺序应该是先液体再固体：果汁 - 米粉 - 果泥 - 蔬菜汁 - 蔬菜泥 - 蛋黄 - 肉泥 - 粥，一岁以前不建议给宝宝吃盐等任何调味品，我们家喂养时间一般是辅食做早点和下午茶，都是睡觉起来吃，宝宝睡觉前必须要喝奶。不建议买辅食机，不仅用不了多长时间，而且还难以清洁，宝宝一次吃不了多少，买一套辅食研磨碗基本都可以搞定。那种绿叶的蔬菜最好开水烫一下去除草酸再制作辅食，西红柿可以开水烫一下去皮。另外鸡蛋也是买的有机蛋，煮久一些，大概 15 分钟，一岁前只给吃蛋黄，不吃蛋白。果汁的问题是，宝宝爱喝甜的，就不爱喝白开水和厌奶，所以果汁一定要控制好量，基本上我们没怎么给宝宝喝过，都是吃天然水果，比如苹果泥、香蕉泥等等，水果一定要吃当季新鲜的，有条件就买有机的，这年头国内的食品安全问题还真不容忽视，像牛奶啊、鸡蛋啊、面粉啊、大米啊、小米啊、水果啊，我们家都是爸爸负责在顺丰优选之类的电商平台选购进口品牌、有机的品牌。大米推荐五常米，有一次朋友送了一袋有机的东北米，新光天地标价 100 多一斤，口感确实不一样，宝宝可爱吃了。油的话可以买橄榄油，每次少放点。包括醋也可以买有机醋，酱油可以买儿童酱油，不建议多放，每次几滴就好。

另外，过敏体质的宝宝添加辅食要尤其注意，湿疹的孩子要晚些（至少 8 个月）开始尝试蛋黄。如果蛋黄不耐受，就要坚决停掉。黄豆浆不能给 1 岁以内的孩子喝，这样可能会加重过敏——湿疹。孩子的辅食不要太快地增加品种，这样有助于湿疹的控制。如果宝宝过敏了，要立即断掉可疑的过敏源食物，比如蛋白、大豆、海鲜、花生等等，这些都要至少断半年以后再慢慢尝试，一样一样添加，以训练宝宝耐受。这也是为什么辅食添加要一样一样添加，才知道过敏源是什么，否则要上医院一项一项给宝宝测试，既劳民伤财又折腾宝宝。

1. 满 4 个月后，最好的起始辅食应该是婴儿营养米粉（言外之意就是纯米粉，不建议自己做，自己制作的米粉没有一些针对性营养素的添加，配方米粉对宝宝的肠胃吸收等设计更具针对性）。婴儿营养米粉是最佳的第一辅食，其中已强化了钙、铁、锌等多种营养素，其他辅食所含营养成分都不全面。这样孩子就可获得比较均衡的营养素，而且胃肠负担也不会过重。品牌强烈建议选择"世界最好（Earth's Best）"和"喜宝（Hipp）"。"世界最好"的优点是味道清淡、含铁高，纯米粉不含其他添加物，但是缺点是选择太少，基本上吃到6个月，宝宝就对这几个味道都厌倦了，于是我们又开发了喜宝，喜宝选择非常多，而且口味都不错，有早安米粉和晚安系列，早安米粉添加香蕉，保持充沛体力，晚安系列添加了奶粉，有助宝宝睡眠。还有防过敏系列以及多种口味。一定要按照各家品牌设定的分段规则和建议进行喂养，宝宝吃到一岁以后也厌倦了米粉这种过于细腻的口感，就改吃儿童麦片了。

米粉最好白天喂奶前添加，上下午各一次，每次两勺（奶粉罐内的小勺），用温水和成糊状，喂奶前用小勺喂给婴儿。每次米粉喂完后，立即用母乳喂养或配方奶奶瓶喂饱孩子。必须记住，每次进食都要让孩子吃饱，使孩子的进食规律不会形成少量多餐的习惯。在孩子吃辅食后，再给孩子提供奶，直到孩子不喝为止。当然如果孩子吃辅食后，不再喝奶，就说明孩子已经吃饱。

2. 孩子6个月后，米粉内可加入一些蔬菜泥。（大约孩子能够耐受米粉2~3周后，可以加上少许菜泥。）

3. 7~8个月后可开始加蛋黄、肉泥。鱼汤应该再晚些，以防过敏。

4. 大约孩子10个月时可以进行两顿完全辅食喂养。固体食物也可以在此之前添加，注意训练宝宝咀嚼能力。可以买一些磨牙棒等给宝宝。

5. 开始添加第一种辅食时，一天之内喂2次，连续三天，观察宝宝接受情况，如无异常，连喂 7 天，可以添加另外一种。如有异常，暂停喂，3~7 天后再尝试，再不行停 3 个月。

6. 辅食这个说法在宝宝一岁半以后废除。一岁半之前奶制品仍然是主食，6 个月 ~1 岁宝宝每天 600~800ml；1 岁 ~1 岁半宝宝 400~600ml。一岁以前都要把其他食物混在米粉里喂。1 岁半以后可以食材与大人类似，但味道要清淡，做法也要更精细，最好都切碎。3 岁以上宝宝可以接受大人的食物了。

7. 1 岁内宝宝禁止食用豆乳和果冻，防止吞咽不好造成窒息。

8. 吃完辅食和吃完夜奶后注意漱口，防止龋齿产生。

怎样成为我喜欢的那种人

文 / 邵红

"你怎么画得这么不认真？"

"涂颜色要把格子涂满！"

"彩虹是这么画的！"

"看妈妈这么涂，要认真！！！"

三岁多的儿子要完成一幅彩虹的图画，当我一边"教"一边示范画完一幅彩虹的时候，一抬头，看到儿子含着泪水可怜巴巴畏缩地看着我。那一刻，我的心往下沉了一下。我仿佛看到了小时候的自己，那眼神里充满的就是自己小时候满怀着希望想征得父母同意，却被否定时的委屈。

三年前的这次经历触动了我的心灵，也让我第一次觉察到了自己本以为在教孩子画画，其实这个"教"的过程所说的话、做的事儿是在批评和否定孩子。自己以为在给孩子做示范，其实让孩子在我面前显得更加无能和弱小。这是我不喜欢的样子。儿子还没有出生，我就买了很多书籍学习育儿知识，我想像《卡尔威特的教育》中的老卡尔那样做一个慈爱的、耐心的、优雅的家长。可自己的做法却是和自己的想法背道而驰。

怎样才能培养好孩子？我焦急地搜索着，翻书籍、查资料，并结合了领导力激励理论，埃里克森人格八阶段心理学理论，总结出了家庭中家长对孩子期望行为和实际奖励之间的矛盾：

妈妈想要的是	妈妈奖励的是
自主的孩子　　听话的孩子	听话的孩子
创新思维和独立面对生活	被赞扬的行为和不犯错误
提高孩子素质	按时参加各种课外班，但敷衍了事
有作为的人	常规努力
建立自信心	遵守规矩
有个性，有主见	顺从家长的想法和意见
发挥天赋	与大众眼中的好孩子行为一致

还形成了家庭中根据孩子的需求进行激励的方法：

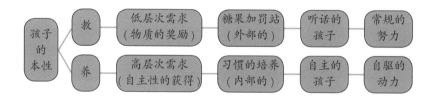

可是当面对儿子早晨起床总是因为穿衣服慢不能按点去上幼儿园这个问题时，我尝试了很多方法，讲好习惯重要性的道理，无效！给他规定穿衣的时间，无效！用他喜欢的糖果作为奖励，1次后无效！最后，在试了很多方法后，儿子的行为还不能达到我的要求时，我又开始批评他。我那么努力想做一个好母亲，可是却做得如此失败，这个问题让我认识到，知道和做到之间有很远的距离，而这个距离不是靠懂知识、讲道理、立规矩就能拉近的。

后来和先生聊起，先生跟我讲了他小时候也是因为不会穿衣服的顺序，经常生病的故事。我如梦方醒，原来，我们仅仅关注了我们要的结果，却忽略了这个过程你该做的事情。比如对于 4 岁的孩子是否已经具备独立穿衣的能力，是否已经学会了穿衣的方法，用怎样的顺序穿衣可以穿得又快，又不容易着凉……而这个过程，需要母亲的耐心的陪伴、优雅的示范、慈爱的鼓励。

入夜，坐在儿子的床头，和儿子一件一件把脱下来的衣服叠好，按照第二天穿衣服的顺序放在床边。清晨，坐在儿子身边，陪他按顺序一件一件把衣服穿戴整齐，并反复演练穿衣服是先套头还是先伸胳膊。每天都看到儿子在进步，我拥抱他，告诉他我高兴是因为我看到了他的哪一点的进步，儿子的脸上绽放了灿烂的笑容如我内心的喜悦。我做到了。原来，当你蹲下来和孩子说话时，并不仅仅是为了让他能看到你的眼睛，而是让自己高高在上作为家长的心态也低下来，和孩子真正在一起。从他的角度去思考，去体会，去看这个世界。

假期，和儿子去旅行，看动画片，下棋，游泳。回来，跟儿子说："咱们画幅画吧？""画什么呢？""画我们去旅行看见的东西？""妈妈，我想画蜗牛！""蜗牛？好啊！"

"妈妈，看这是我画的蜗牛！"儿子举着他的画跑到我的面前。

"哇，好漂亮的一只蜗牛！它在干什么？"

"它要在 2 分钟内爬完 1 米，这个是尺子，亮了的数字就是它已经爬完了的。"儿子指着一串闪亮的数字解释说。

"那这个是什么？"我指着画上面的另一组数字问。

"这个是钟表，它要在 2 分钟内爬到终点，现在已经 1 分 56 秒了。"

"那它爬到了吗？"

"你看，它快到终点了，它还在努力！"儿子很坚定地说。

我看到，那只一直向前的蜗牛，涂满了彩虹的颜色。

（作者简介：邵红，清华大学 "中国式管理" 课题主要研究员之一，师从清华经济管理学院领导力研究中心杨斌教授，致力于《家庭领导力》的研究。清华经管学院职业发展中心咨询顾问。）

中国新妈妈的三大迷思

在新手妈妈的修炼道路上，我时而觉得自己是女超人，到处救火，时而觉得自己像孙悟空，兵来将挡水来土掩，总而言之一句话，兵荒马乱的育儿生活。面对突如其来又毫无防备的、内心还有一点公主梦的我来说，一切都让我措手不及，仿佛要让我一夜之间长大成人，做一个完美好妈妈。而这所有的所有，我无论身体还是内心都没有准备，甚至对未来会发生的事情一无所知，只能硬着头皮忍着骂娘的心，疲惫机械地应对，连心疼自己悲伤一下的时间可能都没有。

然而，总还是有那么一些时刻，我觉得真的好累，或者像被逼着吃下苍蝇的感觉，或者我对生活无可奈何了。虽然这一路披荆斩棘，穿越无数来自社会、公司和家庭的艰难险阻，仍然还有三大迷思至今萦绕心中，百思不得其解。

迷思一：全职妈妈 or 职场妈妈？

其实在产后的产假里，我就当了几个月的全职妈妈，我曾经无数次请示我丈夫，希望能不去上班在家带孩子，都被无情地拒绝了。到底是当全职妈妈好呢，还是背奶妈妈好呢，这是一个问题。我自己读过很多育儿和心理学相关的书籍，包括《西尔斯亲密育儿法》，都指出孩子 0~3 岁的时候是他一生当中最最关键的时期，他的性格、生活习惯等等都是在这一阶段形成，特别是亲密关系和安全感的培养，研究过发展心理学就知道，这是对人影响一生的事情，这一阶段将为人一生的命运埋下伏笔，而家庭环境和社会环境又是重中之重。因此，在孩子三岁之前，妈妈最好能亲自养育宝宝。但是这是"不可完成的任务"，为什么呢？因为我们的产假只有最多 98 天呀。如果不去上班，意味着什么呢？首先，如果你有相关的费用需要报销，加上产假期间的工资，那是一笔至少几万的支出，对大部分家庭来说，仍然不是一笔小数目。其次，如果你不去上班了，时代发展这么快，中间这几年时间的空缺，还是一个很可怕的事情，我身边就有一个当了四年多全职妈妈的朋友坦言，不是不想工作，而是担心找不到，毕竟已经跟社会脱节了这么久。而身在日新月异的互联网行业的我，更是不可能离开行业太久。再者，全职妈妈并非一个很轻松的工作，与上班相比，辛苦级别不是一个量级，而且是多任务高频处理，往往没有收入，也得不到人们的认可，没有多少成就感可言。而且由于宝宝在两岁之前的自我意识不太具备，妈妈就是宝宝的眼和手，时间久了，妈妈会感觉自我感在逐渐被吞噬，产生找不到自我的恐慌。有些全职妈妈通过创业和自由职业来做一些努力，结果更是心力交瘁。在这样的客观外部条件下，我们绝大部分妈妈包括我自己在内，就只能选择放弃独自抚养，而是与老人或者保姆合作，那么新的问题包括婆媳关系（需要住在一起）、老人过于溺爱孩子、保姆是否有人能看着等等一系列问题都会随之而来，越发令人头疼。而中国大部分的老人退休之后由于巨大的心理落差都会出现这样的那样的身心问题，能够有个宝宝照顾成了很多退休老人的延续工作，填补退休带来的内心空虚，如果在三四线城市这种现象更加普遍，很多年轻妈妈生完宝宝直接甩给老人，小区里广场上医院里到处都是牵着宝宝的爷爷奶奶外公外婆。重视孝道的我们，当然都不希望老人出现不好的事情，让老人带孩子成了当下不是很好的但仅有的选择。这样一来，当全职妈妈就成了一个神话，整个社会就陷入一个怪圈，老人退休后主要的生活内容就是带孩子，可能比退休前还要辛苦，妈妈不得不承受巨大的自责感和不舍感与宝宝分离，然后孩子长大成人。我自己就一直在与这件事情做斗争，然而越斗争，内心也越痛苦。前一阵看到有人提议产假延长到三年，我很欣慰终于有人意识到这个问题了，但当我与朋友们讨论时，所有未婚的女性朋友无一例外都说，如果是这样，那么女性就更加找不到工作了。所以你看，我虽然意识到了问题，但这不是一个简单的问题，而是一团纠结在一起的谜团，也是我个人所无力抵抗的命运。

迷思二：母乳喂养 or 奶粉喂养？

我觉得我很幸运，因为在我怀孕时我正好在做一个母婴客户，所以我非常清楚母乳喂养的重要性。虽然世界卫生组织多年一直强调母乳喂养的重要性，母乳是宝宝最好的食物，不仅能够给宝宝带来最天然的免疫力，吃母乳的孩子也会相对聪明。但根据调查，很多妈妈特别是三四线城市的妈妈们，她们似乎对此并不太了解。而老一辈们的育儿观过于陈旧，或者说根本不具备所谓育儿观，我听到太多太多老人说，喝奶粉好，因为吃奶粉的宝宝长得胖，或者宝宝大了，就会说妈妈的奶没营养，嘲笑吃母乳到两三岁的宝宝叨着妈妈的奶不放。其实随着宝宝的长大，并非妈妈的奶没有营养了，因为妈妈的奶营养含量的多少并不会随着宝宝的年龄变化而变化，而是与妈妈的食物摄入和心理身体状态相关，宝宝大了，对营养的需求自然也会增长，这些都可以通过辅食和其他食物包括牛奶进行补充。我不明白，如果妈妈有母乳的话，为什么作为人类的我们要放弃人乳，而选择牛乳？曾经我想过，如果可以，我希望能尽可能母乳，母乳到三岁、四岁的例子在国外比比皆是，但我发现，在中国，太难了。自从我结束产假回到公司上班之后，我的母乳产量就一落千丈，虽然我尽可能地抵抗白眼和外界压力找各种间隙和空间使用吸奶器备奶，但无论是产量还是质量都大不如前，完全没办法满足宝宝的需求。一旦回归职场，工作压力、情绪波动、奔波辛苦、哺乳及时性、吃的是否健康是否有利于下奶都会大大影响。诚实讲，我不认为哺乳期女性适合工作，身体尚未复原，还有家庭部分需要平衡，我基本上没有看见几个能完美平衡好家庭工作的人，多多少少都是舍弃了一些东西才换来的维持一个短暂的平衡，如果要做好工作，那就意味着家庭方面需要付出的代价太大太大了。而无论付出多少，一个既有的思维定式也会影响外界对她的判断，那就是哺乳期妈妈再怎么拼工作也拼不过那些不需要平衡家庭工作的年轻健康的未婚人士，升职加薪对她们来说也就成了一种奢望。更不用提母乳喂养给妈妈带来的身体疼痛、晚上休息不好等等困扰以及社会对母乳喂养理念的偏见会阻碍母乳喂养理念的推广。在母乳喂养和奶粉喂养之间，我尽可能选择母乳喂养到一岁多，最后选择了向现实妥协。

迷思三：爸爸去哪儿啦？

生完孩子之后我很疑惑，为什么对于我而言，整个世界已经天翻地覆，如同第二次新生，然而对于我的丈夫而言，一切仍然没有变化，世界也还是原来那个世界。我问了一些身边的朋友，她们也大多表示这种情况并不少见。而且还有一个有趣的现象是，生儿子的家庭一般妈妈会更疼爱，而生女儿的家庭一般爸爸会投入度较高，所谓女儿是父亲上辈子的情人，真是不假。不过，我一直没有找到问题的原因，直到后来我看到了一篇文章，叫作《中国式家庭＝缺失的父亲＋焦虑的母亲＋失控的孩子》，我才恍然大悟。事实上，女人在婚后会把情感的投注对象从丈夫身上转向孩子，毕竟血浓于水，而失去了关注的爸爸们则会通过把注意力转向工作来缓解这种被忽视的失落，形成恶性循环。再者，传统观念里男主外女主内的思想决定了爸爸们养家的压力非常大，这种压力使得他会无意识地逃离家庭，加上夹在母亲和妻子之间，所有这一切都容易导致父亲在家庭角色中的缺失，从而会导致焦虑的母亲和失控的孩子。我认为要指责或者批评一种社会现状问题，这是一件相对容易的事情，但如何能够找到对应的解决办法，我相信这是每一个人的课题。那除了喂奶这种对硬件要求比较高的技术活，比如宝宝的早期教育、家务活、某些照顾宝宝的工作是否爸爸也能帮助分担呢？我觉得，如果我和丈夫双方都能够努力为对方分担，无论在工作上还是家庭分工都处于相对平等的地位，同心同力，一定能够打破这样的怪圈，但是阻碍我们去打破这种他负责赚钱我负责持家分工模式的因素，还有很多。比如社会的普世观，现代社会竞争压力，男女不平等的现象某种程度上仍然存在，两个家庭之间的较量，等等等等。我相信对很多家庭来说，怀孕生子都是一道大坎，对婚姻也是一次严峻的考验。

其实还有一个亘古不变的千百年来无解的迷思，那就是婆媳关系的问题，你们都懂的，所以我就不聊这个话题了。

过去当我被这些问题困扰的时候，我以为是因为我缺乏经验，但是，这几个问题却是真真实实普遍存在于万千家庭中，因为它们是系统性问题。所以，作为个体的我们，我希望听到这段分享的大家，至少内心能有一份准备。

职场妈妈那些事儿

作为一名职场妈妈，我深知你所面临的一切艰难险阻，学习积极心理学课程后，我们针对女性领导力这一话题进行探讨，并形成了下文，希望给不想全盘牺牲的中国妈妈们一针猛药。

建议一：坐到桌前来

麦肯锡的报告称，全球大型公司各层级的女性比例中，中层经理为37%，高层经理为28%，执行董事会成员中仅有14%。一份由为女性工作提供平等机会委员会发表的"领导层女性调查报告"显示，全球女性高层管理人员所占比例从 2002 年开始就没有变化过。

2015 年瀚纳仕亚洲薪酬指南中指出，尽管情况有所改善，但性别多元性仍是企业面对的一个严峻问题。在职场性别多元性方面，中国仍领先亚洲。中国担任高级管理职位的女性占比要高于亚洲其他国家。纵观整个亚洲，瀚纳仕发现，在中国 36% 的管理职位由女性担任。紧随中国的分别是马来西亚（34%，较去年的 29% 有所上升）、中国香港（31%，较去年的 33% 有所下降）以及新加坡（27%，与去年同期持平）。日本仍在性别多样性方面相对落后，全国仅有 19% 的女性担任管理职位，而该数字已较去年的 15% 有所上升。

时至今日，在大部分的富裕国家，女性在教育方面与男性不相上下，甚至比其更加优秀。女性的加入为公司创造了不菲的价值。麦肯锡最近对在欧洲上市的89家公司进行的一项调查表明，高层中女性人数更多的公司，其表现往往比那些仅有男性掌控的公司要好得多。这89家公司的高级管理职位中女性占据了很大的一个比例。麦肯锡将这些公司的业绩状况，与同类产业中的普通公司进行比较后发现，这些公司享有更高的净资产收益、更多的营业收益以及增长更快的股价。"营收表现良好的公司倾向于雇佣更多的女性主管。"麦肯锡判断。

既然不是女性不够优秀，也不是她们创造的价值不如男性多，究竟是什么阻碍女性进入高管层面？

在详细解释上述问题及本条建议之前，请先思考一个问题：如果这里即将召开公司的高层会议，在没有任何座位安排下，你会选择哪个位置就座以及原因。

经过相关调查，大部分女性选择坐在后排甚至角落的位置，原因归结如下：

这是高层会议，我现在的位置还不够坐到前排参与讨论；

参加会议时，我更习惯倾听别人的意见，分析判断；

前排位置是为了有发言需求的人准备的，而我没有；

……

一个看似并不复杂的位置选择实而显现了当今女性在职场发展时一个非常重要的问题：虽然她们完全有权利参与会议，但更多的时候她们由于内心的障碍或习俗等外在障碍，自己却选择了成为会议当中的旁观者。有能力的人因自我怀疑而苦恼、止步不前，这种现象的学名是"冒充者综合征"。虽然无论男女都容易出现这样的症状，但女性往往会更加严重，也更多地受其限制。这种现象往往表现为常常感到自己不值得被认可，不配受到赞扬并心存强烈的负疚感。即使在自己的领域成绩斐然，也经常感觉现在的荣誉不过是碰巧被大家发现了，自己并没有达到众人眼中的优秀。就算在接受别人的称赞后也会出现欣喜、自我迷恋等，等过后却渐渐觉得自己成功地欺骗了所有人，实际上还有许多地方需要改进。

相比男性，女性的自尊和自信会更易遭受到更大的打击。而上述这种情况，就是源于此因。女性相较男性会更容易表现出欠缺安全感，由于担心失败带来的伤害会严重地影响她未来的表现，这种心理模式有严重的长期的负面影响。在解释自己成功原因的时候，女性往往归结于"真的很努力""运气不错"或"有贵人相助"等，而男性则多归因于"我真的足够优秀"；解释失败的时候，男女也不尽相同，男性会归咎于"我对这件事本来就不太感兴趣"，而女性则选择相信是由于自己能力的缺乏导致了失败的产生。

人都会有缺乏安全感的时候，男性选择用归结于外因从而减轻自身的内疚感，而女性则往往更多从自身寻找问题所在，从而加深了不安全感的蔓延，直至影响了自身判断及今后发展。

积极、发自内心深处的自信可以使每个人成为完成某项工作的最佳人选。

在这一点上，积极心理学也做了许多解释和研究。积极心理学继承了人文主义和科学主义心理学的合理内核，修正和弥补了心理学的某些不足，它一反以往的悲观人性观，转向重视人性的积极方面。心理学的目的并不仅仅在于除去人的心理或行为上的问题，而是要帮助人们形成良好的心理品质和行为模式。没有问题的人，并不意味着就能自然而然地形成一种良好的心理品质和行为模式。

积极人格特质是积极心理学得以建立的基础，因为积极心理学是以人类的自我管理、自我导向和有适应性的整体为前提理论假设的。积极心理学家认为，积极人格特质主要是通过对个体各种现实能力和潜在能力加以激发和强化，当激发和强化使某种现实能力或潜在能力变成一种习惯性的工作方式时，积极人格特质也就形成了。积极人格有助于个体采取更有效的应对策略包括自我决定性、乐观、成熟的防御机制、智慧等，其中引起关注较多的是自我决定论和乐观。积极心理学家认为培养这些特质的最佳方法之一就是增强个体的积极情绪体验。

结合积极心理学和当下热门的培养积极情绪体验的方法，每当人感觉到不自信的时候可以选择"假装自信"来部分克服不自信带来的内心恐惧感。这就是"假装自信，直到变得自信"的策略。一项研究表明：当人们采取大幅度的动作时，只要持续两分钟，主导力的荷尔蒙水平就会上升，而压力荷尔蒙水平就会下降，从而让自己感到更有力量、更有责任感，也更愿意承担风险。这说明简单的姿势变化会让态度产生重要的变化。同上，当人感到不自信，担心甚至恐惧的时候，选择坚持自己，信任自己，微笑面对之后，问题也会变得不再那么麻烦，让人惶恐不安。

女性对于角色变化、寻求新的挑战的时候更为谨慎、小心翼翼。这些正是他们缺乏安全感和足够的自信导致的。考虑到如今这个时间发展速度之快，抓住机会就显得尤为重要，在工作上积极主动的人一定会有回报。如果一个人总是等着别人告诉自己该干什么，那也很难想象他能成为领导别人的人。

适时地展现自己，将最好的一面呈现在众人眼前，并且深信这就是我，一个充满活力、积极主动、能力超群的人，成功就在不远处等他。成功是来自于勤奋的工作、他人的帮助以及在正确的时间站在了正确的地方。

回想刚刚的会议室位置，选择坐在周边的人，自己已经将自己的位置降低，选择在会议中倾听而不是抒发己见，无形中将通往成功的大门关上，让别人不能发掘你的与众不同，在谈话中处于不受重视甚至被忽视的境地。

克服内心的恐惧，适时展现自己的能力，挑战自我，至少从"假装自信"开始。

下次开会前，请选择好自己的座位。至少，坐到桌前来。

建议二：让你的另一半成为你真正的"人生搭档"

随着社会的进步和发展，生活在大都市的女性大都接受过良好的教育，取得较高的学历。一方面她们希望追求事业的发展，实现自我价值，另一方面她们也希望自己有幸福的家庭，可爱的孩子。所以现代女性的压力来源于家庭与事业两个方面。

1. 当代女性的就业和升迁的工作压力

职场中，女性的性别角色使女性在就业和升迁时常常遭遇不公平待遇。在就业时，大多数企业会考虑女性婚育给企业带来成本的增加。其中直接成本包括女性三期（孕期、产期和哺乳期）需要支付的福利成本和工资；间接成本包括女性生育离岗期间，新增人员所增加的费用。企业从经济角度出发，很多机会给了男性。

另外人力资本的一个重要假设是：在劳动力市场女性比男性拥有的

人力资本较少，参加工作后她们的岗位经验累积也较少。由于女性生理因素的影响，体力与精力不如男性。再加上生育、家庭的原因，女性在岗位中的工作经验累积，继续教育的机会都比男性要少。所以在升迁过程中常常遇到瓶颈。据上海教育系统妇女工作委员会、复旦大学社会性别与发展研究中心进行的有关调查报告指出，女教授认为自己在晋升过程中受性别因素影响的比例比男性高出近 10 倍。正因为这样，女性要在事业上取得成功，就必须比男性付出更多的精力与时间，随之而来的便是巨大的压力。

2. 当代女性的家庭事务的生活压力

自古以来中国"男主外、女主内"的家庭角色分工，让女性在家庭生活中承担更多的责任，分担更多的家务劳动，忍受相应的生活压力。据调查，在发达国家妇女的平均每周劳动时间是男性的 2 倍。女性在从事社会劳动之余还要从事家务劳动，同时还要照顾老人和孩子。许多国家认为"女性是孩子的主要照看者"。女性要在家务劳动上消耗大量的精力与时间，这种隐性的压力在不知不觉中就会使女性产生焦虑。当代女性在把家庭经营好的同时，在社会工作中同样也想成功实现自我价值。当因为工作而影响到家庭，比如对家人照顾不周，减少了对孩子的关注，就必然会受到自身和他人的指责，引发心理压力。

当代女性在工作和生活的双重压力下，应当尝试从积极心理学出发，用积极的视角去发现世界积极的一面，用积极的心态培养自己积极的心理品质，用积极的活动提供自己积极的精神食粮，用积极的态度去建立自己良好向上的生活，并给自己良好积极的反馈，去造就自己积极的人生观。其中，最重要的是愿意拥有一个理解你、关心你的人生伴侣。让你的另一半成为你真正的"人生搭档"。谢丽尔·桑德伯格在她的书中建议"到了想安顿下来的时候，你应该找一个愿意和你平等相处的男人。这类男性会认为女人应该聪明、有主见、有事业心；他会重视公平，并做好分担家庭责任的准备，甚至非常乐意这么做。这样的男人的确存在，请相信我，随着时间的推移，你会发现他才是最性感的。"

（1）建立积极的伴侣关系

社会关系包括自己的家庭、自己的单位、周围的朋友等一系列和自身有关的人和环境。我们离不开我们生活的环境，女性相较之男性对环境更加敏感，所处的环境是否安全，人际关系是否和谐都直接影响女性对安全的感受，对幸福的感受。所以积极地建立良好的伴侣关系有助于缓解女性的生活压力。

（2）找到尊重自己的伴侣

一个女人最重要的人生决定是：她是否愿意拥有一个理解她、关心她的人生伴侣，一个愿意和她平等相处的男人。尊重妻子的男性会认为女人应该聪明、有主见、有事业心；他们会重视公平，并做好分担家庭责任的准备，也非常乐意这么做。女人应该相信在各个年龄阶段都有善解人意、责任感强的好男人。

如果你想要一位能够平等相处的伴侣，那么从一开始就要建立起平等的关系。即使在找对了生活伴侣后，也没有一个人是完全准备好的。和所有的婚姻一样，要维护这样一种脆弱的平衡，需要不停地沟通，保持坦诚和宽容。为了改变非理想状态，无论何时都值得双方去努力。当女性需要在工作上发愤图强时，男性就需要在家里发挥更大的作用。为了鼓励伴侣承担更多的家庭责任，女人应该适当控制自己的控制欲和挑剔癖，不要在无意中打击了男人分担家务的积极性。要学会放手，学会赞美。这不是生物学问题，而是意识问题。

研究证实：伴侣之间的平等关系会让双方更快乐。丈夫多做家务，妻子就不会那么抑郁，两人冲突也会减少，对婚姻生活的满意度自然提高。对于男性，更多参与孩子的养育过程也能够培养自己的耐心、同情心和适应能力，这些特质对处理各种人际关系都是非常有益处的。全职母亲的劳动也应该被看作是真正的工作，事实也的确如此：养育孩子给人的压力和要求不亚于一份有偿工作。真正从家庭搭档关系中受益的，不仅仅是夫妻双方，还包括下一代。

（3）平衡工作和家庭

平衡工作和家庭本身就是不可能的，在追求这一平衡的路途上，设定一个可到达的目标才是幸福的关键完成。职场女性需要知道，完成，已经好过完美。需要追求的不是完美，而是要可持续、可实现的计划为目标。家庭和工作对女人时间的要求是无止境的，所以投入程度的决定权其实在我们自己手里，我们有责任划定界限。

建议三：真实地表达自己的想法和情绪

现在市面上有很多关于励志、成功、正能量或教你做人处世之道的书籍，可是却很少有书籍如此直白地告诉我们要"真实地表达自己的想法和情绪"，正如《向前一步》在篇章开头就提出"我们学习如何得体说话的同时，似乎也遗失了内心的真诚"。而更令人意外的是作者把"真实地表达自己的想法和情绪"这条建议提给了职场女性。

职场女性真的能表达自己真实的想法吗？

职场女性能流露自己的情绪吗？

桑德伯格通过自己在各个工作领域的故事和案例，真诚地向我们讲述了职场女性应该如何去沟通。

真实地表达自己的想法和情绪是为了什么呢？最本质还是为了沟通交流。什么是好的沟通，桑德伯格对交流的最佳效果进行了如下描述，这是我看到最"恰当"的描述，不愧出自于女性领导者之口。优雅而不失力量。

"交流的最佳效果来自谈吐得体且态度真诚，其关键点在于你不需要直愣愣地冒出大实话，而是适当修饰后的诚实表达。在不伤及别人的前提下又能实话实说，这对有的人来说非常轻松，但对有的人来说是一门需要学习的技巧。"

所以有哪些技巧是我们需要学习的呢？

● **有效沟通的起点**——明白我有我见（我的道理），他有他见（他的道理）

我们承认自己对事物的看法具有局限性，就能以一种温和的方式分享他人的意见。第一人称"我"通常会让意见的表达更积极。比较以下两句话：（1）"你从不认真考虑我的建议。"（2）"写给你的四封邮件你都没回复，我很失望。这让我觉得我的建议对你来说不太重要，真是这样吗？"前一句会立刻让对方辩解性地回应："不是这样的！"否定后一句就要困难得多。由此看来，前一句引发的是异议，而后一句引发的是讨论。而后一句话的魅力更在于清晰直接地表达自己意见的同时又给对方留有跟你交流的空间。

● **简洁的语言**

当传达令人难以接受的事实时，通常要遵循"少即是多"的原则。如果更多的人说话也这么简洁、清楚，相信很多组织的运营状况就会发生戏剧化的改进。人们害怕得罪别人，尤其是老板，所以会避重就轻。他们不会说"我不同意这项扩张战略"，而会说："我认为开展这种新业务有许多很好的理由，也相信管理团队已经进行了周密的投资回报分析。不过，我不太确定我们是否考虑到目前采取这种策略会产生什么影响。"附加了这么多说明，就很难搞清楚说话的人心里到底是怎么想的。

● **直接询问**

意识到问题是解决问题的开始，别人对我的做法究竟有何感受，的确是无从知晓。我们可以试着去猜测对方的想法，但直接询问会更加有效。得到确切的回答后，我们就可以调整自己的行动，以避免出差错。然而很多时候，我们更倾向于去猜测对方的想法，避免直接沟通的尴尬和麻烦。从桑德伯格的故事分享中，我们可以看到即使是在Facebook（脸谱网）这样开放的互联网公司，直接询问也不是那么容易，但它的确是非常有效的方法，尤其在重要问题上。"许多公司都喜欢用PowerPoint做演示，但我提议大家和我开会时不用准备PPT，只要有一个简单的要点清单就可以了。我常常这么说，但每次开会时员工都会准备一份详尽的PPT报告。两年多以后，我满怀挫败感地宣布，尽管我不喜欢冰冷的规定，但现在必须声明：开会时不准再出现PPT。几周后，当我准备与全球销售团队谈话时，脸谱网的资深人力资源主管柯尔斯滕·内维尔·曼宁来找我。她认为我应该知道欧洲客户对我很不满意。真的吗？整个欧洲大陆都被我惹急了？她解释说客户会议没有PPT很麻烦，还问为什么我会有这么一条愚蠢的规定。我解释说，这条规定只在对我做汇报时才有效。"可是脸谱网的员工听到的就是"PPT= 坏"，但却没有提出疑问。桑德伯格最后开会澄清了这一点，同时也让大家明白，如果听到的是个坏点子，哪怕提出者是她或扎克伯格，他们也应该抵制它或无视它。

● **征求他人反馈**

"我怎样能做得更好？""有什么是我正在做但实际上我并不太懂的？""有什么是我没注意到而导致我没有做好的？"提出这些问题会对你有很多好处。事实真相会带来痛苦。尽管当我们收集到了反馈，任何批评的声音听起来都那么刺耳，但知道真相的痛苦总比蒙在鼓里的快乐要有益得多。

● **主动劝别人坦诚地分享意见**

从桑德伯格的故事分享中，我们可以看到，如果同事或下属不敢分享意见，作为领导，首先不是批评员工没有胆量或见解，而应该反思自己平时对不同意见的态度。如果想听到真实的意见，必须向大家明确地表示出我愿意接受他们的意见。

● **分享自己的情绪，能帮我们建立更深层次的人际关系**

女性是否应该在工作中哭泣呢？在脸谱网工作了差不多一年之后，桑德伯格发现有人在议论自己，其言辞相当犀利而且不近人情。她跟扎克伯格提起这件事，尽管努力克制，但她还是哭了。扎克伯格却反而安慰她说，"这种指责是无稽之谈，也没人会相信。"然后，他问桑德伯格："你想要一个拥抱吗？"通过这次经历，她不但没有被扎克伯格看作软弱，反而获得了更真诚的支持。与其去压抑隐藏自己的情绪，不如真诚表达，这说明你对他人的信任以及真心寻求帮助。摘掉"永远在工作"的假面具，真实地表达自我、适当地谈论个人情况，并且承认自己的工作的确经常受情绪的驱使，这会拉近你与下属或上级的关系。

以上几点建议是我很少在其他讲沟通的书中看到的，其余的技巧还包括倾听和发挥幽默。通过倾听发现分歧后，在提出异议前，可以重复对方的观点，这样把分歧明晰化是解决问题的第一步，同时也表现了自己对他人的尊重和敞开讨论的胸怀。

看到这里很多人可能会觉得，这些建议似乎并不靠谱，或许觉得这是在 Facebook，要是在中国或在传统的公司，这些建议或许就不那么有效了。结合桑德伯格的经历和我们对她的了解，我认为能够真诚去沟通和表达自己的情绪其实是需要建立在个人能力基础上。也就是说一个人在工作中的能力，其实只要有部分能力被大家认可后，再适当去表达，为建立上级和下属关系，发挥领导力非常有用。也只有在这样的基础上，一个人才有信心去表达自己。

桑德伯格在最后对领导力非常"前沿"的看法让我们相信真诚表达的重要性。研究领导力的杰出专家，如马库斯·白金汉（Marcus Buckingham）等人正在挑战传统的领导力概念。他们的研究显示，把领导力理解为一连串精确定义的特征（比如有战略眼光、分析能力、以业绩为导向）的理论已经站不住脚了。正好相反，真正的领导力来自于真诚的表现，以及不太完美的个性。他们相信领导者应该勇于追求真实而非完美。这种转变对女性来说是个好消息，因为女性常常会感到在工作环境里应该压抑自己的情绪，努力表现得像男性一样。但这样可能适得其反，如果负面情绪过于压抑，最后怎么处理繁杂的工作和棘手的问题呢？

看到这里，我终于明白为什么在那么多成功、励志和领导力的书中，这本如此受欢迎，最重要的原因不是因为她是 Facebook 的女高层，而是以女性领导的角度以及自己真实的经历以及自己深刻的反思，提出一些真实中肯的方法，而这些方法并不是一味要求大家去改变自己，让女人像男人一样工作，而是发现自己的优势并利用好它们。

建议四：不要轻言放弃

桑德伯格在《向前一步》这本书中用了一整章的篇幅来介绍"不要轻言放弃"这一见解。在我们理解她的思路前，先思考下看到这一主题时，我们大多数人脑海里闪现的概念。至少在我看来，应该是从小接受的励志教育，遇到困难时，不轻易退缩，够勇敢、有毅力、面对困难迎头上。

然而，在看过这本书后，我产生了一些新的想法，捕捉到了一些之前从未注意过的问题。若是依照我们脑海中的勾勒，这一章节的英文标题或许应该是"Don't Give Up"，而实际上作者选择的标题为"Don't

Leave Before You Leave"。

这里便出现了一个我之前并未留意过的问题——时间顺序。我们常说：不要放弃。听起来，是在遇到困难之时，不要放弃。然而，在实际的生活与工作中，我们往往在困难出现之前就在盘算、掂量、犹豫，这些心理上的起伏与颠簸使我们变得焦虑、纠结、不快乐。而我们从来不会把这一心理过程称之为面临困难时的退缩与放弃。换句话说，我们可能并没有意识生命中无数个已经悄然发生的"放弃"。

具体到女性的职场表现，让我们产生这些心理反应的事件或许都不能称之为困难，而是人生必经的一些变化和选择。桑德伯格在其 LED 的演讲中提到了这样一个小案例：一位年轻的女子来找她咨询如何平衡工作与家庭，惆怅于照顾孩子是否会影响职业发展。桑德伯格好奇地问了一句："你已经有宝宝了吗？"女子答："并没有，我还没有结婚，事实上，连男朋友都还没有。"这个看上去并不特殊的一个故事，从某种程度上向我们揭示了为何女性在职场上不像男性一样善争取，好竞争。因为我们过早地忧虑未来，放弃了当下。

读到此段时，我内心产生了极大的共鸣。回想职场中接触到的各种女性同事，包括我自己，都陷入过这样的心理窘境，且并不自知。职场中我们经常听到"我一个女生，能做到多高的职位呀""嗯，女孩子还是家庭重要""这工作太累了，不适合女孩子"这样的论断。在此，我们并不讨论这些论述本身的正确与否，其所涉及的价值观层面并无对错。能引发思考的是我们产生这种思想的时间节点是否真的面临了工作与家庭的取舍，产生此种想法的我们会不会有意或无意地放弃了自我提高和职业晋升的机会，放弃了机会的我们会不会同时抱怨职场的不公平，处于种种纠结中的我们是否会被负能量环绕，被负能量环绕的我们又如何感受到实现自身价值所产生的幸福感。所以说，更看重工作抑或是家庭并无所谓，但焦虑过远的未来而影响了现在的幸福便是得不偿失了。

这里还有一个小细节值得分享，中文译本在此章将标题翻译为"身还在，心已远"，想必译者是领会了桑德伯格的真正用意。

在明确问题之后，如何解决陈个例更重要的课题。桑德伯格给出的建议便是我在一开始提到的 "Don't Leave Before You Leave"。她以困扰大多数女性的陪伴孩子还是困惑事业为例，计算到，即便是怀孕了，女性们还有 9 个月的时间去自己思考事业和家庭的分配。有时候，过早过多的考虑都是多余的，不仅不会对事业以及人生规划发展有帮助，而且还是打磨掉人的信心以及拼搏的想法。因此，桑德伯格建议我们应该紧踩油门，加油！ 在离开前别放弃，保住工作，紧踩油门，除非到了那一天你需要离开——为了孩子休假，然后做出你自己的决定。不要提前做太长远的决定，特别是你甚至不晓得自己该做怎样决定的时候。

"很多时候你因为生孩子以及种种而离开事业，成了全职妈妈，很大原因也是因为你没有一份足够感兴趣的事业能吸引你回来。"桑德伯格在书中的这句话发人深省。

职场妈妈的满分宝宝

文 / Oliver

忙忙忙，忙着事无巨细想做到最好，忙着收获得到最好。还好，我收获了一个可以得满分的宝宝。

可能，我就是那个贼心不死有人称之为摔打不够因而不够成熟以致处于危险期的轻熟女吧。上个月刚过完我的 29 岁生日，我已经是一个快两岁半女儿的妈妈，单身，外企，广告狗。从小可乐出生开始，基本上，我就开始了独立带她成长外加独立承担赚钱养我、阿姨、小可乐这个小家庭的重担。年轻时那些看书写字摇滚池里蹦蹦跳跳写歌词儿唱曲儿的文艺气质貌似已经被每天堆积如山的简报冲没了，已经退化到连句没语病的话都写不出。

下面，我只讲两个故事。

● **比稿和孩子上吐下泻，该舍弃哪个？**

简报来了，千万级项目，BD（业务总监）休一个月的假在美国，SAD（资深客户总监）产假。嘿，我这浑身向前冲的受虐细胞一刻也没松懈，压根就没觉得这事我会干不成。每天后半夜回家，不管多晚都会把尚未满 1 岁的小可乐从阿姨房间抱回我的床上，她一把抓住我这颗人肉奶瓶就肆无忌惮地吮吸起来。哪里是为了解饿，完全是由于思念妈妈而满足她的依赖。都说妈妈的味道是最独特的，可是她不知道，不管多么疲惫，每当回到家，闻到她身上奶气又捎带一点小汗气的味道，是我又甜又暖的舒压剂。夜里2次夜奶要吃奶粉，第二天早晨6点准时起床陪她玩，9点出门去上班。我本以为坚持不懈尽我最大的努力，工作、孩子，每一个都会按照我的期待达到最佳。

天不遂人愿，下午三点正在跟同事如火如荼地讨论比稿，阿姨来电话，小可乐又吐又泻。感谢这些可爱的同事，看到我一个焦虑的表情，立刻反馈给我下面各自承担的工作反馈和让我快马加鞭赶回家的信息。怕堵车，一路小跑赶地铁回家。可乐浑身无力，看到我只会趴在肩膀上默默沙哑地喊妈妈。我不停往肚子里咽眼泪，生怕阿姨看到我情绪波动。大夫说是病毒性肠胃炎，得慢慢养，悉心照顾吃小米粥。我性子急加职业病，反复地问大夫好多问题，仿佛得到答案就能痊愈。北京儿童医院的人满为患，加上我的咄咄逼人激化了大夫的情绪："你这家长怎么那么没耐心！说了要你回去好好慢慢养！"从医院回家的路上，我一字不言，脸上挂着"苦瓜"。不经意间，看到了小可乐疲累得抬不起眼皮的小脸，却在看着妈妈的那一刹那，她对你笑。

"春风十里，不及姑娘你的笑"大概就是这种感觉的吧。大概，她遗传了我不服输的基因，原本被大夫说了十天半个月才能好的病，3天内小可乐就摆脱了拉肚子和不停地呕吐。比稿也顺利通过。就是那一个笑，现在摆在我办公桌前，我相信，冥冥之中，我和我的孩子，会彼此传递神奇的能量让一切尽得人意。

● **不能分分钟陪伴，怎么弥补你心里的伤？**

从小可乐6个月一直带到将近2岁。阿姨因家中老人生病，要辞职了。一年半的时间，小可乐已经习惯了阿姨的陪伴，阿姨也早已经把小可乐当成自己家的孩子。免不了的不舍和眼泪，更考验我的是得尽快找到合适的阿姨。忙忙忙，无奈之下，让阿姨带小可乐回了老家。

工作不能请假，给小可乐姥姥打电话，得到的回复是无比心疼但作为一名人民教师依然不能放下工作跑来北京。没了小可乐纠缠的我完全不可能睡懒觉，每天晚上都在床上翻来覆去地找小可乐留下的味道。我从来没想过要靠大哭来发泄情绪。当我打听到小区的幼儿园，跟幼儿园园长讲到小可乐的状况的时候，实在憋不住，对着第一次见面给予安慰的陌生人大流起了眼泪，口里喊着：拜托您，我不想每天看不到孩子，能不能让她破例入园，人很小但很懂事很乖。出了幼儿园门口，对着手机自拍镜头里那个素颜憔悴的我，大哭起来。

当找到合适阿姨的时候，小可乐已经在前阿姨家过了3周看不到妈妈的日子，阿姨送小可乐到公司楼下，见到妈妈的那一刻：先是愣了一会儿，然后顶着农村孩子都有的小红脸蛋，边蹦边喊，耶耶！妈妈！

从未想象到，一个两岁大的孩子，能深深地记住这个每天连同睡觉的时间陪伴不足10个小时的妈妈是她最最需要的人，最爱的人。她会在跟你在一起的时候，忽然过来抱抱你，认真地说：乐乐爱妈妈，亲亲妈妈。也会在深夜加完班回到家的时候，醒来跟你说：妈妈回来，妈妈班班累，妈妈躺这睡觉，乐乐好乖。

　　我不知道一个从未有过"妈妈"这个职业的工作经验的我，在这条永不会被开除的道路上还会遇到什么样的困难。看过一条公益广告，大致是讲采访了好多妈妈给自己的孩子打分，妈妈们深思熟虑考量孩子们还可以成长的空间，给了 7 分、8 分、9 分，再返回来问这些孩子你们给妈妈打几分的时候，所有的孩子都不假思索地喊着 10 分。我想，在小可乐的心中，她一定也是这么爱着并不是很达标的妈妈：这个在工作中被榨干精力的妈妈，这个在整个大厦中最年轻的客户总监妈妈，却是愚蠢的只会以牺牲不睡觉多陪伴她的妈妈，这个希望竭尽所能却没有她坚强的妈妈。当下，这个妈妈想在两年之内找到一个生活和工作的平衡，真正的有一些时间，陪你成长，一起成长，给这个满分的孩子一个真正满分的妈妈。

　　(Oliver 是我以前一个同事，典型的 80 后妈妈，性格特别直率，超级独立、个性、有想法，我做职场妈妈那会偶尔跟她楼梯间闻着二手烟聊家庭聊婚姻聊养孩子，我俩前后脚怀的孕，特别惺惺相惜，聊起来特别有共鸣，她是一个单身妈妈，我特别了解她背后有多少辛酸和不易，听她那段日子没有人带娃连老家亲戚都找来帮忙，几十天几十天这么凑，我听了都难过，可是她却从来不曾以脆弱示人，倒是我在她面前掉了好几次泪，我有时候想如果我还在公司的话一定会帮她带娃挺过去，真心希望她幸福，早日收获爱情。)

妈妈修行记

文 / 朱小兰

【前言】

做妈妈是一种修行。

我是80后独生女，儿子6岁，小名海豚。在这6年中经历过全职妈妈、在职妈妈、半在职妈妈等各种状态，也经历过产后抑郁等各种妈妈该经历的和不该经历的事情，自认为对于当妈妈这件事儿有些体悟。

我从小好像就知道我以后会是妈妈，所以对当妈妈这件事情，在真正成为现实之前丝毫没有去思考过或做什么心理准备，就跟从来没思考过为什么吃饭一样当成了个理所当然的事情。想必很多人都是这样，理所当然的结婚生子，人类就这样繁衍下去了。

但，当一个让我都不知道该如何抱的小生命降临了之后，我经历了高山瀑布一样落差极大的身心变化之后，让我终于对生命有了不同的感悟，对生活有了不同的理解，对教育有了不同的理念。

做妈妈不容易，做有智慧的好妈妈很难，要是再加上在职的、快乐的、漂亮的、有智慧的新好妈妈那是难上加难。成长需要颠覆的勇气，经历痛苦的挣扎，就算貌似有了些许的进步，也仍然还在修炼和成长的路上。所以，如下所说不一定科学，不一定全面，只是以有限的功力总结的对如何当好妈妈这一课题的一些思考，共勉之。

一、对世界

世界这么大，与孩子一起探索另一个次元的世界吧。

在成为妈妈之前，我对这个世界的认识和理解来源于"读万卷书，行万里路"。我以为，不断上学读书会不断成长；我以为，世界这么大，出去看看就能认识这个世界；我以为，三十年的积累已经足以让我成为优秀的妈妈。

但是，当小生命降临，我突然发现书本的知识（包括育儿书籍）、过去的经验都不一定能够帮助我理解他那个世界。从事管理咨询和培训多年，作为每天想着帮助企业解决问题的我，已经习惯了去传播我自己所谓"对"的逻辑和价值判断。但这一套我应对世界的方法论在他的那个另一个次元的世界根本不奏效。

他会按照自己的作息规律吃喝拉撒睡，他会按照自己的秩序排列小汽车，会给不同的物品自己起奇怪的名称。比如毛巾叫扑扑，汽车叫嘟嘟；他会按照自己的因果逻辑去行动，比如他因为喜欢一个小朋友而拍打她的脑袋；他会有自己的情绪发泄方式，也许因为被误解了会大声哭到吐血或去撞墙；他对这个世界很好奇，想知道为什么水会变成冰，为什么拿破仑不穿羽绒服去俄罗斯打仗，最后问到度娘都乱码。

是的，他有他自己的世界，他有他自己的语言体系，他有自己对这个世界的回应方式，以及探索的欲望。而我，需要极其耐心的摸索、感知并懂得他的世界。我所要做的也只是观察，发现规律，自然地引导来挖掘他的潜能，而非带入我自己的判断，强加入我自以为"对"的观念。对于这个世界，孩子未来也需要自己去探索，而非我们告诉他是什么，因为世界是他自己的，与他人无关。

二、对自己

无条件的爱，填满自己和孩子的自我认同杯吧。

每一个孩子的内心都有一个认同杯。如果儿时没能得到足够的关注和鼓励，又或者过分被关注而长大后有反差，那么他／她会一直寻求认同去填满空杯，通过外部世界来证明自己。

2010 年引起全美社会轰动的教育片《Race to Nowhere》（《无处可逃》）中记录了 Danvill 市一位 13 岁的初中生，平时成绩优异，才貌双全，因一次代数得了 F 而结束了生命。中国很多所谓成功的高才生们也屡屡爆出新闻，例如，斯坦福大学天才化学博士王庆根自杀，留美华裔女生跳桥等比比皆是。为什么在别人看来聪明的人做不聪明的事，成功的人选择不归路？归根结底，我们过去自我价值确认标准过于单一，内心的自我认同杯破碎，内在得不到真正和谐。

在初入妈妈界的前两年，一向很看重事业成功的我就非常焦虑。我开始讨厌自己日渐走形的身材；我开始恐慌，无法全身心工作而失去升迁机会；我开始担心，害怕自己的大好时光都被孩子围绕着，成为那最不想成为的样子，我更担心，有一天，我连对这个世界的好奇、欲望和文艺的心都没有了……

而过了这些坎儿，当我真正发自内心地愿意用生命去呵护另一个生命的时候，我才突然明白了一件事，那就是"我的价值我做主"。曾经我以为，拼命取得好成绩是证明给父母看的，按照老公的要求无条件妥协就是婚姻的智慧，我更认为，用我所有力量无私奉献就是对孩子的爱。当然，爱本身并没有错，但这些年我逐渐明白，失去自我的顺从、妥协和付出，将自己的价值寄托在不管是父母、爱人还是孩子身上，都不能够带给我和我爱的人持续幸福快乐的自驱动力。

我开始明白，当且仅当自己成为那个清醒的、复苏的、非麻木的鲜活的自己、快乐的自己，才能真正挖掘生命的潜力，才能有力量去爱我爱的人。当且仅当我有足够强大的内心，不用通过爱我的人来证明自己有多么可爱，不用通过别人的认可来证明自己有多能干，真正关注"内"心，而不是"外"物，那大概说明自己已经开始自己填满自己的认同杯。

所以，妈妈们，先实现对自己的内在和谐吧，翻译成大白话就是：先让自己高兴！不管是每天一小时运动，还是每周二人世界，不管是属于自己的旅行，还是做自己喜欢做的事情，需要先让自己快活、有趣。回顾到自己内心的快乐与积极既会感染家庭，也会让自己对待孩子更加淡定从容。

对于我自己的孩子，我期待，他未来将以淡定的心态，享受成长的过程，以追求完美的理想，接纳不完美的世界和自己。但其实，我也没有也无法期待，因为无论妈妈有任何期待，他有他的追求，有自己的梦想，有他自己的选择，有自己的命运，我要足够尊重他，无条件地爱他，如同我们要无条件地爱自己。

三、对关系

人最初的安全感来自于有质有量的亲密关系。

一个阳光明媚的周六上午，我本打算带着儿子去植物园。可那天不知道为什么儿子死活拒绝出门。各种好吃好玩的引诱也全部失灵。一上午粘着妈妈，还时不时给我制造点恶作剧，吃完午饭还不肯睡觉。

我不知道为什么平时特别喜欢外出的儿子那天的情绪和举动都有些反常。我开始观察和感受他的情绪，试图找出原因。确实因为上了一个咨询项目那几周我比较忙，前一天为了要赶去开项目会议，着急地与爸爸交接孩子就匆忙离开。

"宝贝，你是因为昨天妈妈没有和你打招呼就走了，所以不开心了吗？"

他突然停止玩耍，害羞地点了点头，眼睛里眼泪开始打转。

"你是因为怕妈妈今天也走了，所以不出去玩是吗？"

"哇——"他突然放声大哭，眼泪止不住地流。

"对不起宝贝，妈妈昨天着急走就忘记跟你说再见了，下次妈妈一定会跟你交代清楚再去工作好吗？"他点了点头，哭着哭着就睡着了，而且一睡就 3 个小时。

由此引发了我对妈妈如何给孩子建立安全感的思考。

第一，高质量的陪伴是给予安全感的第一步。

尽管做过一段全职妈妈，但我基本属于不断出去折腾自己的主。在孩子 2 岁开始读清华 MBA 到现在，三年没有完整的 2 天周末。如果有全职妈妈无法保证天天和孩子腻在一起，也千万不要有内疚感。因为，衡量妈妈价值的是高质量的陪伴，而不是绝对时间长短。

通过给予足够的爱和高质量的陪伴给孩子安全感是妈妈最初的价值和使命。让孩子感觉到关注和关怀，让他在有负面情绪时从妈妈这里得到力量，而不是孤独无援的。所以，我开始改变自己，和他在一起时脑子放下工作，充分关注他，及时给予回应，而在工作时就不要总担心孩子吃了没、睡了没。当妈妈和孩子都有了安全感，我们才能更好地与外部交流和融入。

第二，妈妈也需要树立权威形象。

无条件的爱并不是溺爱，更不是放纵。尽管平时我也会放任孩子和妈妈撒娇，但是还是要保持妈妈一定的权威。在一些重要问题，比如，闹脾气打妈妈、向爷爷奶奶扔东西、撒谎等问题上我会严格要求孩子，必要时会给予惩罚。再比如，看电视、玩游戏、吃零食等事情只要妈妈说 NO 就无法撼动，前提是一定事先要和他讲清楚标准和规则。当他真的做错事的时候，严格批评他并采取简单惩罚。例如，我会用黄牌警告来给孩子一定的空间，再犯获得红牌时就会严格执行惩罚。

第三，妈妈要精神独立，懂得放手。

在我看来，孩子不属于我，他是一个独立的生命个体，早晚有一天要自己飞走。当我们第一天送孩子去幼儿园的时候，孩子固然会经历分离焦虑，但我发现，实际上真正焦虑的是妈妈自己。宝宝吃好饭了没？有没有尿裤子？中午睡的好不好？而事实上，首先人类本能地不会饿着自己，其次就算尿裤子了换一条裤子就可以，孩子中午睡得不好晚上早点睡即可，压根没有什么好担心的。

只有当我们足够信任孩子，相信他，我们发现孩子的潜能是无限的。当我放手让他自己吃饭，当我放手让他自己骑自行车，当我放手鼓励他跳进游泳池里，胆小的连滑梯都不敢上的宝宝如今越来越敢于尝试新事物。

我相信，当孩子从我们的怀抱里得到了充分的爱，建立了安全感，成人后的他/她也会给予他人爱的付出、真诚、信任、尊重以及安全感，而这些恰恰是人际和谐的最重要品格。

四、对情绪

孩子如同镜子，亲子沟通模式对情绪智能发展起关键作用。

我们的很多不自觉的语言和行为会影响甚至会伤害到孩子。而这些沟通模式甚至会影响到成年后的他们。自卑的孩子背后是完美苛求的妈妈，磨蹭的孩子背后是脾气急躁的爸爸，脾气暴躁的孩子背后是不关注孩子情绪的父母……

我儿子小时候脾气非常暴，如果不能按照自己的想法做，严重的时候他会撞墙、呕吐、流鼻血，让大人手足无措。我用将近2年的观察和耐心，逐步建立了属于我们的沟通模式。当然，任何模式都不是放之四海而皆准的，要根据不同性格的妈妈和孩子的特点和诉求找出并建立属于自己的沟通模式。

第一步，觉察和理解情绪。

不管是大人还是孩子，很多行为的冰山下面是情绪，情绪没有得到理解或误解，就会出现负情绪。不要告诉我只有孩子发脾气，你永远很和蔼可亲，通常其实真正先引发脾气的根源在妈妈。比如，孩子哭闹是因为你不耐烦了，孩子乱扔玩具，是因为玩具摆放秩序乱了让他生气。当我们知道孩子生气了、沮丧了、害怕了，首先第一步是要觉察到孩子的情绪,并接纳和理解它,而不是责备他为什么不听话,为什么不讲理。当然,我们更要理解和接纳的是自己的情绪。

我发现,当我用强硬的方式对待他,他也会反作用力一样强硬耍赖对待我;当我蹲下来,与孩子平视,心平气和地和他一起讲道理,他也会听话,也许那道理在大人看来是荒谬的。例如,孩子想把玩过的树枝拿回家,我会说:"树枝也有大树妈妈,你想和妈妈在一起,它也想和妈妈一起睡。"他会乖乖放到大树下。

第二步,找到诉求和期待。

情绪背后肯定是诉求和期待,当期待没有得到满足就会用莫名其妙的行为来表示抗议或愤怒。比如,孩子不愿意学习,也许是因为他很想看动画片,孩子大声哭闹是为了引发大人的注意获得关注。对于妈妈而言,我生气,是因为在朋友聚会他的哭闹让我没面子,其背后的期待是儿子乖乖听话。

我发现,当我越是对孩子有期待,我越是着急或不开心,反倒孩子也会受感染。当我以平和的心态感受他情绪背后的真正诉求,哪怕那些是在大人看来是非常不靠谱的,比如想让邻居姐姐来家里玩,多玩一会儿滑梯之类的,当他的诉求被理解了,哪怕最后因种种原因无法实现,他也能够欣然接受。

第三步,商量解决方案。

早期的我也会觉得孩子懂什么,在所谓"为你好"的美好动机之下,会帮助孩子做决定和选择。但是,很快,我发现其实我们认为好的未必是孩子认为满意的。就如同，我们父母认为好的工作（比如公务员）并非是我们追求的。那么，就因为我们生了他就能有权力为他做主吗？当然不是！

我发现，当我让他自己选择一种方案，或者我们一起找出解决问题的方式，他会执行得比较好。比如，我们今天要去公园还是博物馆由他自己决定，再比如，他此刻不想洗澡，如果商量的结果是先看完书再洗澡，那么到时候他就不会耍赖。

第四步，达成共识并遵守约定。

在儿子 4 岁时，我给他请了一位韩国老师教他韩语（因为我的母语是韩语）。第二次他说不想上课，他问："我为什么要去韩国老师那里学习？"顿时我愣了，反应了两秒钟后我觉得儿子特别棒，竟然能问出为什么学习这样富有哲理的问题。这个问题，我自己直到研究生才问自己的。

我非常认真地告诉他："你是朝鲜族，我们的语言是韩语，我们要通过学习语言懂得自己的文化。我们每周只学习一次，每一次 30 分钟。"他似懂非懂地点了点头，神奇的是当我们达成共识后，他就再也没有提出过不去。我们在看电视、玩游戏、吃零食等问题上也是如此，要事先约定好，看到几点，吃几个等，达成共识后遵守约定。这种沟通模式其实一方面是培养自我控制能力，另一方面也可以培养诚信意识和内在动机。

美国 Berkeley 学心理学研究有一个 ABC 理论，即 A-Antecedent（先发事件），B-Belief(信念 / 理念)，C-Consequence(情绪后果)。其中，

我们可以通过情绪的引导，将消极负面的 B 引导到积极的信念。比如，如果成绩好，父母就归结于"你很聪明"等概括化的固定因素，那么很容易在学业上遇到难题时产生"我不聪明"的信念，失去信心，放弃尝试。但如果做事的努力得到表扬认可，他们更能建立"我努力就能做到"的信念，可以克服困难，坚持到底。

情绪的力量很大，好像水，可载舟，亦可覆舟。在成为妈妈后，我才开始真正关注自己以及孩子的情绪问题，上述的四步其实也适用于自己的情绪管理。

五、对未来

陪孩子一起找到生命的意义，挖掘创造展望的潜能。

人类的恐惧总是来自于变化和对未来的不确定性。因为没有能力预测未来，当我们身为爸妈时都在做的事情就是，尽力为孩子打好基础，准备应对未来。

所以我们焦虑地多赚钱，想让孩子上名校或多学一门技能，生怕未来孩子被适者生存的达尔文法则给残酷淘汰。但是，实际上我们可以留给孩子的并非是每日贬值的物质财富，不是每日更新的知识或技术，更不是以后帮他找工作。孩子需要有他自己的梦想，我们无法帮他创造未来，我们所能做的是引导孩子快乐地找到生命的意义，帮助孩子挖掘创造展望的潜能，让他唤醒内省力和想象力。

第一，成为教练而非老师。

"妈妈，为什么星星会闪呀？"孩子从 2~3 岁开始就启动了十万个为什么模式，而经历过的妈妈们都应该会感同身受，从一开始的欣喜，到孩子打破沙锅问到底会让你烦死的状态。

我通常的做法是，不给标准答案，反问："你认为呢？你觉得呢？"有时候，他的答案会让你出乎意料，甚至错误，我们所要做的是不批评、不评判，鼓励天马行空。有时，我也会引导他一起找答案，可以问老师，可以查找书，甚至一起在网上搜索资料，未来当他遇到问题，就能自己去找到解决方法。

第二，思维比知识本身更重要。

我的儿子四岁开始参加乐高机器人课程。其他家长通常会关注是否拼出漂亮的作品，而我关注的是他是怎么想的，为什么这么做，用什么方法和工具等等。所以，不管是做创意美工也好，去博物馆看展览也罢，我会鼓励孩子与妈妈分享天马行空的想法、故事、作品背后的逻辑和思考过程，帮他梳理和引导建立属于他的思考模式。

思维的培养是经过长期反复的交流和行动形成的。作为妈妈，不攀比，不着急，慢慢陪他成长，三十年后这棵树才能真正茂盛，这是需要极大耐心的长期工程。

第三，见多识广才能创造。

孩子 2 岁开始，除了每周带他去看博物馆、科技馆还有一些科幻电影之外，每一年我会带着他去旅行。旅行除了让他学习一些生存技能，看到多彩的世界之外，还让他在探索世界的过程中产生疑惑和新的想法。

今年 6 月，我带孩子去俄罗斯旅行之后，他的绘画中会出现彼得大帝的形象，拼积木飞机会一边讲战争故事，并会问为什么德国军队不穿羽绒服就去攻打俄罗斯导致战败等奇葩的问题，甚至会比较北京与莫斯科有什么区别。只有我们见的足够多，经历足够多，我们才会将那些元素重新组合、升级或完善并能创造出新想法。

当然，除了创新能力之外，创造展望中很重要的另一点就是"展望"，也就是规划和开拓未来的能力。其实我认为一切与孩子一起的活动，比结果更重要的是过程，能够通过深入交流让孩子逐步培养自主建立目标的意识，并学习如何自主规划自己的时间，克服期间的困难和懒惰。

其实，关于未来，上述的所谓创新能力培养的方法论都是"术"的层面。我们更要重视的应该是，引导孩子能够真正找到自己生命的意义，于我们自己又何尝不是最重要的事情。

著名犹太精神病学和神经学专家维克多·弗兰克根据自己被纳粹关押在集中营中的经历而写的《生命的意义》中写道："每一个个体正是通过自身的独特性和唯一性来对彼此进行区分。正是这两个特性，将每个人生存的意义同创造性的工作和人性之爱联系起来。当一个人意识到他是无可取代之时，他就会意识到自己身处于世所背负的责任，他就会将这份责任发扬光大。当一个人意识到了他需要承受来自他人的温情，当一个人意识到了他需要完成未竟的事业，他就永远不会放弃自己的生命。因为他已经知道了自己生命的意义所以他能坦然面对前方的任何挑战。"

作为活出自己的一个人，当我们追寻自己生命的意义，我们就能真正理解幸福是什么；作为父母，当我们引领孩子一起追寻生命的意义时，就会持久地连接过去、现在和未来；作为妈妈，我们回归生命和教育的本质，对世界、对自己、对亲人、对未来、对情绪，建立和谐的连接，那么不用我们每天操心他有没有做作业，不用逼着去练琴学画画，孩子的生命自然会丰盈、幸福。

最后，我想和与我一样想成为好妈妈的朋友们分享萨蒂亚的一段话：

每个幼儿都像是一粒没有任何标记的种子，对成人的最大挑战就是要真心诚意地培育这粒种子，然后等着看它会结出什么果实来。我们切记不要对孩子该成为什么样的人有先入之见，我们必须接受这样一个事实，那就是每株植物本身都是独特的。我们需要花时间耐心地观察，来逐渐了解这个新生的珍宝。这样成人就会成为发现者、探索者和观察者，而不是评判家和塑造家。

（朱小兰，80后辣妈，天秤座，职业培训师兼理想主义创业者。对自己的要求是，优雅但不做作，性感但不具侵略，独立但不孤独，有主见但不强势。毕业于对外经贸大学工商管理专业，英国伦敦大学学院（UCL）发展管理硕士，清华大学经管学院2012级MBA P2班。曾先后担任中国企业联合会国际部项目主管、英国培生集团北京诺培互联科技有限公司商务经理、新加坡博维管理咨询公司培训总监、北京三鉴正元企业管理咨询中心副总经理等职务。曾为美国前总统老布什、世界经济论坛主席施瓦布、全国政协副主席陈锦华等国内外领导人担任外事翻译，《掘金大数据》独立译者。）

在路上

文 / 李桑

蔡元培说："教育应指导社会，而非追逐社会。"

走过了，便知道那是路，一条令人后怕的路。

生孩子之前我是一个工作狂，眼里只有工作，每天连走路的时间都在打电话忙工作，忙得快脱掉鞋子跑起来。每天下了班和老公讨论的还是工作，老公后来说："你能不能别再谈工作了？"我这才意识到自己中毒太深。

工作成绩一直还算优秀吧，工作第九年的时候，我开始创业了。当时还没意识到自己做的事叫创业，就是水到渠成地从开一个英语培训班到一个英语培训学校。创业第一年很辛苦，因为教室和住的地方距离很远，事儿又多，干不完，就干脆打个地铺睡教室了，这一睡就是一年。每天睁开眼醒来就设计广告海报，发网上，做网站，联系印刷店；联系小区物业，做活动推广；招聘老师教务人员，培训老师；研究教材，编自己的讲义；下午 5 点又得开始教课，9 点下课还得解答家长的各种问题；忙到晚上十点左右开始吃饭，晚上继续备课到深夜；有时候大清早家长的电话 7 点就来，醒来就接电话，做卫生……

偏偏这时，我怀孕了。我和婆婆犹豫地说，工作这么忙，要吗？婆婆斩钉截铁地说，必须要啊。然后婆婆公公立马从老家赶过来照顾我，我们也把家搬过来了。但是我的工作仍然是那么忙，每天工作十几个小时，即使生宝宝的那天，我也是工作了 12 个小时，晚饭是下了课晚上 10 点左右吃的，吃完饭逛宜家，突然觉得肚子痛，回家不久就送医院了。

结果宝宝早产了，太累是其中的一个原因。在医院，医生说你羊水破了，我问："那啥时候生？"医生说得看个人，有人第二天就生，有人要好几天。我傻乎乎地说："那我先回去吧，等肚子痛了再来。"我当时心里一心想着第二天早上的课没人代课，心急如焚。医生马上火了："你是啥职业的啊？！你知不知道你羊水破了，连下地走路都不行，马上上轮椅！住院去！"

宝宝生出来的第三天，我遇到了人生中最后悔的事。从来没有感到如此惧怕，从来没有感到自己怀孕时当工作狂是多么自私。宝宝得了黄疸，而且是病理性黄疸。一般新生儿正常情况下得黄疸是生理性黄疸，可以自愈，但是我宝宝是病理性黄疸，必须立即住院。就这样，大夫刚说完，我们全家就着急了。第三天，本来应该是我出院抱着孩子回家的日子，而那一刻，腿软的我怀里还抱着宝宝各种找大夫住院。因为生产的医院新生儿床位满了，我抱着宝宝转战了几个医院，终于在军区总医院找到了床位。

　　宝宝于是进了 ICU 病房，当护士手里接过我 6 斤重全身黄疸的宝宝时，当我一条条阅读说明签字时，我才意识到我和宝宝分离了，而且分离多长时间未知，宝宝只能喝奶粉，我也不能来看宝宝，只能每周来一次和大夫谈病情。我一边签字一边眼泪哗哗地打湿了纸。回到家里黑灯瞎火，想想自己怎么这么窝囊啊，别人生了孩子都高高兴兴抱一孩子回家，我却空手而归，这么些年工作拼命有什么用啊，连孩子的健康都给不了。

　　当天大半夜大夫打电话来说，抽了血化验，宝宝的血小板一直在降低，原因不明，明早再抽血化验。目前宝宝照蓝光放箱子里呢。（听这话也觉得挺恐怖的，刚出生的小孩，不断地抽血化验，这才几斤的婴儿啊。）

　　彻夜难眠，第二天大夫打电话来说查不出原因。第三天，还是查不出。第四天，问我是不是两广人，因为他们怀疑两广人多发病有两种：地中海贫血和蚕豆病。大夫要我去协和医院抽血化验，并且把血样尽可能在一个小时内送过来。我也顾不上什么月子不月子了，拖着发软的双腿来回跑。同时，宝宝也要再次抽血化验。

　　地中海贫血有两种，一种是普通的地中海贫血，另一种是重度地中海贫血。如果是后者，孩子就得一直不断地靠输血为生，大多数就活到十几岁。如果是蚕豆病，就是血液中的转氨酶 G6PD 一直不断地降低，就是不能吃蚕豆以及一些禁忌药。当时我们全家都蒙了，万一……

　　而在此期间，我也因为心急火燎，爆发了乳腺炎，叫来两次急救护车，面临着做手术断奶的问题。我当时想宝宝都没有吃过母乳，我就是再疼再苦，也不能做手术啊。这些相比起宝宝的病情来，都算小事了。

　　快一个月后，宝宝终于诊断出来是蚕豆病，当我们抱着他出院时，只有4斤多，小脸瘦瘦的，随便一个枕巾就能裹住他那小小的身子，抽血的印记清晰可见。我把他抱在怀里，紧紧地，再也不愿意放开。

　　我不知道我的月子是怎么在黑暗与焦急等待中度过的，但是这一辈子从来没那么深深后怕过自己工作拼命带来的后果，虽然这个蚕豆病是遗传的（我本身也有，我也是那时才知道），但是劳累过度导致早产这些事情确实可以避免的，结果导致宝宝出生时的卡介苗都没打。

　　这也是我后来倡导我的学校华盛教育在微博上发起救助一名1岁的重度地中海贫血症婴儿林承轩的起因，后来还得到了邓飞、齐秦、伊能静等名人的帮助。因为我曾经以为，因为"重度地中海贫血"这名字，我会一辈子在悔恨中度过，我知道这病的严重性，我不想看到孩子因为这种病受罪。

　　我们都是在路上的人。在这条路上，父母子女朋友亲人是最深沉、最温暖的陪伴，要珍惜，要投入。但是，我们终究要明白，有些事，只能一个人做。有些关，只能一个人过。有些路啊，只能一个人走。

——龙应台

　　宝宝过了 1 岁就身体好多了。对于孩子的培养，我有意识地分几块：性格、学科、音乐、体育。怀孕的时候因为天天在教室里听到的都是英文 CD，我做了一个胎教实验，尽量用左手做事情（锻炼右脑）。刚出生的时候对宝宝说 happy 他会笑，sad 他会哭。性格方面主要锻炼他的坚强和独立。宝宝摔在地上，我从不第一时间去扶他，从小就告诉他男子汉应该坚强。很多时候，当我忙于工作又得带着他的时候，我让他学会自己独立玩耍，照顾自己。所以现在如果我和别人在谈工作，宝宝在旁边还是能独立地玩一两个小时的。从很小的事情开始，宝宝学会了独立做很多事情，比如搭乐高积木。现在都是独生子女多，所以还得有意识地培养宝宝的社交能力，多多参加集体活动。刚开始我带他出门和其他宝宝玩的时候，会观察他与人沟通的能力，引导他在每一件事情上应该如何去和小伙伴沟通。没上幼儿园以前，奶奶带宝宝出现的一个问题是，宝宝爱抓人。宝宝一抓人，奶奶就不敢让他和别的孩子玩了，到最后，奶奶就让他一个人玩，感觉这样才是最安全的，不会伤害到别家孩子。直到宝宝刚进幼儿园就成了"名人"了，园长跟我说，宝宝很聪明，摆乐高等那些积木全年级只有他全神贯注地一下就摆好了，虽然当时说话都还不怎么会说，但是刚入园一兴奋起来把其他孩子咬了一大牙印。我观察了一阵，发现宝宝其实是不懂表达爱，他喜欢一个人，就会去抓。后来我就慢慢引导他，继续和小朋友玩，正确表达爱，有效地沟通，宝宝才慢慢好转。所以我觉得，在宝宝的幼儿园阶段，塑造孩子的性格，培养一些行为习惯特别重要。

在学科方面我主抓阅读、英语和数学。宝宝对英语挺感兴趣。第一天上英语课回来把小耳朵凑在录音机旁听了一个小时不愿意睡觉，认字也挺快，但是我觉得我有一点做得不够好，就是没有坚持每天给宝宝阅读。每天床前十分钟阅读非常重要，我亲自教过的学生中有效果非常明显的。语文这门学科不是靠报一两个培训班能出来的，而在于平时的积累。奇怪的是，宝宝对数学也很感兴趣。曾经我还很担心他的数学，因为我和宝爸都是文科生，担心他悟性不好。但是数学这东西要学到一定的高度，我觉得还得有一部分看悟性。

宝宝的画画进步很快，也令我很诧异。因为第一次带他去试听时，他是想走的。奶奶也说，不喜欢就别让孩子学了，那么小，累着他了。但是我想宝宝姥爷是画画的，想看看他是否也有点这方面的艺术细胞呢。第二次又鼓励他去，后来他就渐渐喜欢上了画画。说到这我又想提醒一下其他妈妈，就是类似的情况或许我们都会碰到，比如第一次孩子去试听一个课程的时候，或许会哭会不喜欢，但是如果你尝试第二次他还不喜欢的话，可能真是不喜欢，但是如果第二次后能坚持下来，也许那就是一个转折点了。宝宝现在画画把作品拿回家我经常追问好几遍"这是你画的吗？"然后再问问老师确认，因为我不敢相信他进步如此大。

宝宝对钢琴呢，也挺感兴趣，但是乐器这东西是熟能生巧，重在于练习。宝宝3岁多开始学钢琴，比较惭愧的是我几乎没有时间陪他上课和练琴。他学到4岁的时候《小汤2》学完了，老师说先别接着学《小汤3》了吧，先练练《快乐钢琴教程》吧，任何学的东西都得下功夫啊。

在体育方面，宝宝超喜欢跑步，我就纳了闷了，我和他爸都不爱跑步，他这咋跑得那么快？我都追不上。清明节我带他回老家爬山的时候，他不要任何人抱，一个人自己上山下山，持续整整大半天。还有一次去四川黄龙爬山的时候，天空还下着雨，宝宝穿着雨衣爬上海拔 3300~4000 米的山，全都靠自己。爷爷在山顶还高原反应吸氧了两次休息了一下，但是宝宝却比我们每个都有精神。不过，他不喜欢美式橄榄球，其实我特别希望他学这个，带他去试了两次课，每次都哭得不行，真的是不喜欢。现在过了两年，每次我提到橄榄球，他仍然说不喜欢。他还喜欢游泳，和教练学游泳的时候被教练骂哭过很多次，但是还是愿意去游泳。

除了这些，我还会很注意和幼儿园老师的沟通，虽然我不是每天接送宝宝，但是我经常会在微信上和老师沟通宝宝的情况，我觉得这点很重要。一个老师看几十个孩子，如果家长不主动的话，老师很难做到频繁和你沟通孩子的近况。如果是大事我一般会选择面谈，必要的时候和园长、老师坐在一起研究怎么把宝宝教育好。有的幼儿园师资水平参差不齐，碰到问题先坐下来好好沟通，之后解决不了再说。有一次大冬天零下几度的时候老师居然忘了给午睡起来的宝宝穿秋衣，宝宝就只穿了一件薄薄的毛衣在室外玩了一下午，风透过毛衣缝隙吹进来，宝宝回来就感冒了。奶奶急了，特别担心宝宝发烧，因为蚕豆病不能吃一些禁忌药。我觉得这就不是能力问题，而是一个老师工作责任心的问题。后来我就和园长沟通这件事，园长这才知道。后来老师买来水果到家里道了歉。那个幼儿园还是公立一级 A 类。所以建议妈妈们不管是哪个幼儿园，一定要加强和老师的沟通，有问题就提出来，但对事不对人。对于很多家长担心得罪老师、怕反映问题之后老师对孩子不好这事，我一直持反对看法。我认为有些问题必须提出来，不能影响宝宝成长的脚步，因为家长和幼儿园应该都是同一个目标：共同教育好孩子，任何一方面努力都不行。教育的问题上谁都不需要"忍"，我自己在教育行业工作了15年，我对家长和老师沟通的重要性太有感触了。

宝宝中班的时候，有一个月的时间都不愿意去幼儿园，因为他害怕做操。要续费的时候，班主任才告诉我，宝宝不喜欢做操是因为他做不好，然后班里的同学老笑话他，他就退缩到最后一排，越是最后一排越是看不见老师怎么做，恶性循环，他就畏惧去幼儿园了。我问老师怎么这种情况一个月了也不跟我说，并且我觉得孩子在小时候心灵应该受到保护，作为老师，应该有责任站出来和全班同学说一声不要笑话做操不好的小朋友，而应鼓励大家一起去帮助他。作为家长，我也自责因为自己太忙没有注意到宝宝每天哭着不愿意去幼儿园的实际原因，而是任由奶奶抱着他强迫他去了。因为上中班换班主任了，老师还不大清楚我的职业。结果那班主任来一句，大致意思是："你觉得你这样说话好吗？孩子还在我的班里。我一个人照顾不过来几十个孩子。北京还有十几个人小班的幼儿园。"我说："这样吧，明天我们约园长一起面谈吧。"结果是班主任在我和园长面前快哭了，她刚知道我也是教育行业的，而且工作年头比她长。从那以后，老师通过微信和我沟通就积极了，表扬宝宝的优点，也提出要改进的地方。其实作为家长本身，谁都不是去闹事的，只要校方把情况原原本本地反馈给家长，实实在在地去沟通，去解决，还有什么解决不了的呢？

这十几年来，很多全职妈妈问我，有必要全职带孩子吗？如果让我选择，我是不会做全职妈妈的，因为我热爱我的事业。但是我也看到很多全职妈妈比上班还累的，事无巨细，操心这、操心那。所以我觉得这件事得看个人自己的选择，青菜萝卜，各有所爱。我属于不能离开工作的人，闲下来就会发疯。对于职场妈妈，我自己也觉得没有网上说的那么多辛酸，路是自己选的，我就努力去平衡，努力去生活！

每周末我们全家都会开车带宝宝去京郊或者北京周边城市玩。如果我没有时间，爸爸就带着爷爷奶奶和宝宝一起去。暑假时我抽了半个月时间，带全家五口从北京开车到四川九寨沟去玩，一路上走走停停，途径西安、汉中、广元、成都等，全程来回4600公里左右，宝宝一路上长见识不少。古人说，行万里路，读万卷书。我很重视亲子旅游，不希望宝宝一味当个书呆子。等宝宝再大些，我计划让他每年去国外和本土小朋友参加夏令营，开开眼界。

在职场中，其实做好我们自己，本身就是给孩子一个耳濡目染的榜样。

父母陪伴的路，总有一段我们始终要自己走。父母是最深沉、最温暖的陪伴。但是我们始终要明白，有些路，要一个人走。当我在做妈妈的同时，有一天，我突然意识到，我是处在了一个上有老下有小的阶段了。有些事情，我该学会去承受与亲人分离的痛苦的时候了。

爸爸去世的时候，很突然，脑梗死，接到电话的时候由于各种原因，我已经有大概 4 年的时间找不到他了。但是一个电话突然告诉我他在 ICU 病房里，而且已经一个星期了！ICU 之前还又住了医院一个星期！听到我就崩溃了，为什么不早告诉我？我连夜飞机回去，找药方，到处请专家会诊，找最好的药企图挽回还在昏迷不醒的爸爸……

我跪在爸爸病床前，我到底要怎样做才能救回我最爱的父亲呢？大概一星期后，爸爸走了。人的生命很无常，在生死之间，我只恨自己太无能，没能救回爸爸。

想起刚考上大学的第一天，爸爸为了哄我开心，不停说话的身影；来送生活费，把钱给完我，兜里只剩火车票钱挥手扭头就走的背影；工作后来看我，蹒跚的背影……爸爸的背影渐行渐远，消失在路的尽头。接下来的路，我得自己完成。

就像看着宝宝一路小跑快乐的身影，我们是教会他所有东西呢，还是教会他独立生活呢？总有一天，他们要飞翔，我们要放手，我们只能陪他们走一段路。这是自然规律，那就让我们在共同的这段路上扮演好自己的角色吧。

（作者简介：李桑，英语教育行业工作 15 年，华盛教育创始人，创立了四段一体教学法。）

Part 3

宝宝 6~12 个月

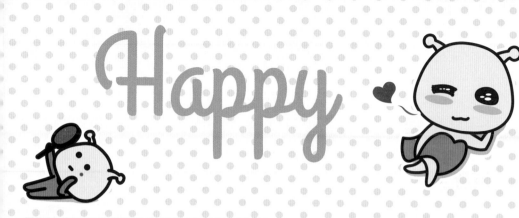

Memo	Monday	Tuesday	Wednesday	Thursday	Friday	Saturday	Sunday

_____年_____月_____日

time | to do

memory

自我赞美

信物盒

家务清单
Housework list

time	list	who

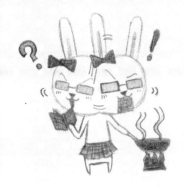

一周食谱
weekly menu

	早	中	下午茶	晚
Sun日				
Mon一				
Tue二				
Wed三				
Thur四				
Fri五				
Sat六				

所需食材 ....
....
....

3 当面包遇上麦圈 麦圈套在意面上

游戏材料：面包，麦圈，细长的意面或吸管

准备一些麦圈，再把几根意面插到面包上。

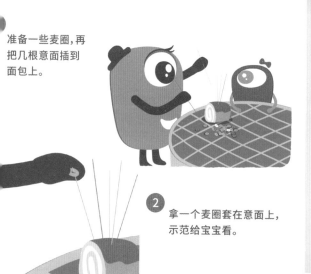

2 拿一个麦圈套在意面上，示范给宝宝看。

让宝宝试一试，能不能准确地捏着麦圈套到意面上。

如果宝宝玩起来很轻松，可以引导他一次捏着两个麦圈一起套；如果还套不准，可以把意面折一半插面包上，降低难度。

把食物当玩具，好吃又好玩！这个游戏能让宝宝安静下来，专注地探索一段时间，小手也越玩越灵活。

Tip：在套麦圈时可以有意识地指着麦圈教宝宝点数"1，2，3，……"有助于宝宝理解数的实际含义。

宝宝做到了吗？

 往细面条上套麦圈时基本准确，手和眼较为协调

 理解数量的多少，如示意要更多的麦圈

 为自己的游戏成果感到高兴

新妈妈家宴必备

　　最近微信流行玩秘密的好友印象墙，我很意外地发现，什么小厨娘、二级厨师之类的竟然出现在我身上，然后不断被人夸赞厨艺好，可事实上，我开始真的花心思花时间投入到厨房事业当中来，也就这两个月的事情，我其实是个超级不喜欢做饭的人，猪肝简直就是上帝派来折磨我的，比起洗洗切切，我宁愿主动承担洗碗的任务（处女座的长项，所以洗衣服也是我比较能够接受的项目），以前也就会一些简单的各种肉的小炒菜，最拿手的是红萝卜炒肉……所以当这一切发生的时候，我自己都不敢相信，但诚实讲，其实每一个人都有厨房的潜力，只不过大多数人都忙于工作，没有时间静下心来投入研究食谱、采购食材、洗切做等这些烦琐的程序中，只要肯花时间精力像做实验一样胆大心细，基本上我每一道按照菜谱实践的处女作都大获成功并饱受好评，哈哈哈。做菜有两种风格，要么自由发挥，要么照本宣科，我属于不能有中间地带，如果照着食谱再自由发挥，那就离暗黑料理不远了……

　　现在，我已经从一个做饭很好吃但是卖相很垃圾的菜鸟成长为一个边切菜剁肉边电话会议的女超人或爱追剧的快手家庭"煮"妇，甚至，我还带着自己烤的蛋糕和鸡翅去邻居家串门，太洋气了有没有。即使是你突然来访，我也能分分钟变出一桌子看起来还挺唬人的家宴来，为了造福广大吃货们，跟大家分享一些我的心意食谱和经验，总的原则来讲，就是简单实用，保证所有食材都能买得到。

首先，为了启动这个新东方美食自修项目，本人基本做了以下准备工作，搜食谱，我基本上都是先看文怡姐的家常菜，可以在当当上买她的书，或者下一个文怡家常菜的 APP，如果文怡没有这个食谱，我才会去下厨房 app 搜寻。其次，就是根据食谱来采购食材，由于我对世界各地的美食都有兴趣，所以我在淘宝上屯了一大堆食材回来，挨个尝试。接着，我会提前研究好食谱，用心记下每一个步骤，安排好每一道菜的顺序。好，下面上干货，我觉得最简单省事又牛的家宴必备如下，都是文怡姐的食谱哦。姐妹们玩起来吧～

夏天到了，能吃点家常菜最舒心，天热吃点解暑良品也是不错，再来晚上吃简单一些对肠胃较好，所以我基本上安排的家宴是这样的，中午是家常小炒，晚餐是世界各国小吃，比如咖喱饭啊，寿司啊，意面啊，大酱汤啊，炒米条啊，披萨啊等等，下午再来个小甜品，齐活儿。

1. 红烧肉（我见过最简单最好吃的红烧肉做法）

原料：五花肉 500 克 桂皮 1 根、香叶 3 片、八角（也称大料）3 颗、姜 5 片、葱一段

调料：老抽 2 汤匙（30ml）、盐 1 茶匙（5 克）、冰糖 6 颗

做法：

1）五花肉切成 2 厘米大小的块儿，葱切成小片，姜去皮切片。将桂皮、八角、香叶放入炖煮包中。

2）平底锅不用放油，小火加热，倒入五花肉慢慢煎 2 分钟，直到肥

肉部分开始出油，微微
发黄，即可翻面继续用
小火煎。

　　3）煎到五花肉两面
变黄时，加入老抽翻炒
均匀。

　　4）五花肉颜色变得
黑红时，加入葱、姜、
冰糖，倒入开水，没过
材料的表面即可。

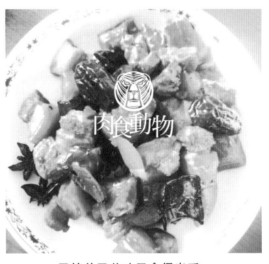

又简单又美味又拿得出手~

　　5）加入炖煮包，用中火将汤汁烧开，然后加盖，改成小火炖 40 分钟，
最后放入盐，调成大火将汤汁收干即可。

　　2. 鱼香肉丝（就是配汁啦）

　　原料：猪里脊 300 克、黑木耳 10 朵、笋 200 克、葱末 1 汤匙（15 克）、
姜末 1 汤匙（15 克）、蒜末 1 汤匙（15 克）、剁椒 4 汤匙（60 克）

　　调料：酱油 1 汤匙（15ml）、醋 2 汤匙（30ml）、料酒 1 茶匙（5ml）、
糖 1 汤匙（15ml）、盐 1/2 茶匙（3 克）、香油 1/2 茶匙（3ml）、清水
3 汤匙（45ml）、水淀粉 4 汤匙（60ml，分 2 次使用）

做法：

1）将猪里脊切丝。黑木耳用 40 度温水泡发后洗净切丝。笋切丝。葱姜蒜切末。

2）将肉丝放入碗中，调入水淀粉搅拌均匀后腌制 5 分钟。将葱末放入碗中，调入酱油、醋、料酒、糖、盐、香油、清水和水淀粉搅拌均匀备用。

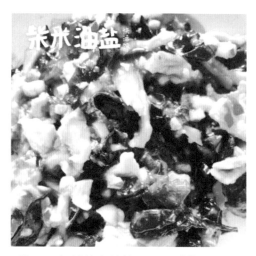

3）烧热锅后倒入油，待油七成热时候，倒入肉丝煸炒至肉丝变色脱生后，用铲子铲到锅的一侧，倒入蒜末姜末和剁椒，炒出香味后，和肉丝混合。

一绝！配好料基本就够了！剁辣椒是关键！

4）倒入笋丝和木耳丝，翻炒 2 分钟后，倒入调好的汁，由下向上翻炒 20 秒钟，待汤汁略黏稠即可出锅。

3. 珍珠丸子（刀功不好的朋友谨慎尝试，别像我切了手……）

原料：糯米 100 克、猪肉馅 200 克、香菇 5 朵、胡萝卜 1 根、鸡蛋 1 枚（只用蛋清）、葱末 20 克、姜末 20 克

调料：香油 2 汤匙（30ml）、料酒 1 汤匙（15ml）、生抽 2 汤匙（30ml）、盐 1/2 茶匙（3 克）、鸡精 1 茶匙（5 克）

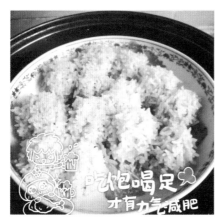

超级好吃！！！

做法：

1）将糯米提前5小时洗净后浸泡，捞出沥干水分备用。香菇用40度温水泡发后，洗净切碎末。

2）葱姜洗净后切末。胡萝卜去皮洗净后也切成碎末。将肉馅放入碗中，加入葱姜末，香油，生抽，盐和鸡精搅拌均匀腌制15分钟。然后加入蛋清，香菇末和胡萝卜末，用筷子沿同一方向花圈搅拌上劲。

3）用手将肉馅揉成小圆球，放入糯米中滚上一层米，用手轻轻按压表面，让糯米有一部分可以压入肉馅中。

4）将做好的珍珠丸子放入蒸笼中或盘中，大火蒸10分钟即可。

4. 家常木须肉

原料：干木耳3朵、干黄花10克、猪里脊300克、黄瓜1根、大葱8片、鸡蛋2个

调料：料酒1/2茶匙（3ml）、酱油1汤匙（15ml）、盐1/2茶匙（3克）、香油1/4茶匙（1ml）、淀粉1/2茶匙（3克）、糖1/2茶匙（3克）、水淀粉2汤匙（30ml）

做法：

1）用冷水将木耳和黄花分别浸泡1小时，泡发后洗净。木耳用手撕成片，黄花切成段。大葱切片。黄瓜刷净后切成菱形片。

2）将猪里脊切成薄片，用料酒和淀粉抓拌一下，腌制5分钟。鸡蛋打散，加一点清水和几滴料酒。

3）锅中倒入油，大火加热至七成热时，倒入蛋液，用铲子快速划散，炒好后盛出。

4）锅中再倒入油，油热后放入大葱片爆香，倒入猪里脊片炒至变色后，放入木耳片和黄花段翻炒几下，调入酱油、盐、糖和少许水，继续炒2分钟。

5）将鸡蛋和黄瓜片倒入，翻炒均匀后，淋入水淀粉勾芡即可。

5.宫保鸡丁（国菜啊）

原料：鸡胸肉250克、青红椒各4根、炸花生米50克、葱粒2茶匙（10克）、姜末1茶匙（5克）、蒜末1茶匙（5克）、花椒15粒、干红辣椒6根

调料：盐1茶匙（5克）、料酒1/2茶匙（3克）、干淀粉2茶匙（10克）、米醋2汤匙（30ml）、

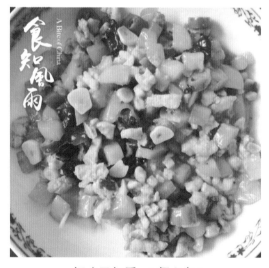

好吃又好看~A餐必备！

酱油1汤匙（15ml）、白糖2茶匙（10克）、清水2汤匙（30ml）、水淀粉2汤匙（30ml）、香油1汤匙（15ml）

做法：

1）鸡胸肉切 1cm 大小的丁，加入盐（1/2 茶匙）、料酒和干淀粉搅拌均匀后，腌制 5 分钟。葱切成比鸡丁稍微小点的粒，葱姜切成末。青红椒切粒。

2）将蒜葱姜放入碗中，调入盐（1/2 茶匙）、白糖、米醋、酱油、清水、水淀粉调成汁备用。

3）锅烧热，倒入油，再添加少许香油，趁油冷时放入花椒，待花椒出香味，颜色略变深后，放入干辣椒爆香。

4）放入鸡丁炒至变色后，将青红椒粒放入，翻炒 10 秒钟，倒入调好的料汁，大火翻炒 1 分钟后，倒入炸好的花生米即可。

6. 可乐鸡翅（初学者的福音）

原料：鸡翅中 500 克、姜 1 大块、可乐 500ml、锡纸一大张

调料：生抽 2 汤匙（30ml）、老抽 1 汤匙（15ml）、盐 1/4（1 克）、糖 1/2 茶匙（3 克）、鲜柠檬汁 2 汤匙（15ml）

做法：

1）鸡翅清洗干净，沥干水分后，用叉子在鸡翅的正面扎孔（有鸡皮疙瘩的那面哈），背面用刀轻轻划两刀，方便一会儿的腌制。

2）把鸡翅放入容器中，挤入鲜柠檬汁拌匀后，腌制 5 分

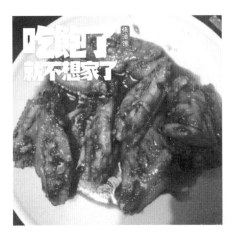

就是这么简单~

钟左右。姜去皮，切成 1.5mm 宽、5cm 长的细条备用。

3）平底锅中不倒油，大火加热后，改成中小火，直接将鸡翅放入（扎孔的那面朝锅底，用刀划过的那面朝上），慢慢煎成金黄色，这时还会有油从鸡翅中溢出，然后再翻面煎至金黄，直到把鸡翅里面的油彻底煎出来，把姜丝放入锅中炒香。

4）往锅中倒入可乐，再淋入生抽、老抽、盐和糖调匀。这时，因为没有撇沫的原因，汤面会出现浮沫，我们可以直接用勺子撇去，也可以把锡纸轻轻揉成团，再展开覆盖在汤面上。

5）转中小火炖 10 分钟，然后取下锡纸，转大火收汁即可。

7. 香菇蒸鸡（超级营养）

原料：鸡大腿 1 只、干香菇 5 朵、姜 1 块、大葱半根

调料：料酒 2 汤匙（30ml）、盐 1/4 茶匙（1 克）、糖 1/2 茶匙（3 克）、生抽 2 汤匙（30ml）、老抽 1 汤匙（15ml）、蚝油 4 匙（60ml）、香油 1/2 茶匙（3ml）

做法：

1）将鸡大腿去骨（或购买时让店家帮助处理），切成 3 厘米大小见方的块儿。香菇用 40 度左右的温水泡软后洗净，切成与鸡腿肉大小相似的块儿。大葱切成 4 厘米长的段，姜去皮切成大片。

2）将鸡腿肉、葱段和姜片放入容器中，加入料酒、盐、糖、生抽、老抽、蚝油和香油，搅匀后盖上盖子，腌制 20 分钟。

3）锅中倒入油，大火加热至油七成热后，将鸡腿肉、葱段、姜片和腌料汁都倒入锅中，翻炒约 2 分钟左右，待鸡肉表面变色后，倒入切好的香菇，继续炒 2 分钟。

4）截止到这个步骤，足以出锅食用。但如果放入蒸锅或蒸炉（备注：非微波炉）继续蒸 15 分钟，味道会更好。

5）吃之前，撒 一些熟的白芝麻和香葱碎。

8. 鱼头豆腐汤（家宴怎么能少得了鱼？！）

原料：鱼头 1 个（约 500 克）、嫩豆腐 1 盒、香菇 8 朵、大葱 3 段、老姜 3 片

调料：盐 1 茶匙（5 克）

做法：

1）鱼头洗净，从中间劈开，用纸巾蘸干鱼头表面的水分。嫩豆腐切成 1cm 厚的大块。香菇用温水浸泡 5 分钟后，去蒂洗净。

2）煎锅中倒入油，待七成热时，放入鱼头用中火双面煎黄（每面约 3 分钟）。将鱼头摆在锅的一边，用锅中的油爆香大葱段和姜片后，倒入足量开水没过鱼头。

3）再放入香菇，盖上盖子，小火炖煮 50 分钟。

4）调入盐，放入豆腐继续煮 3 分钟即可。

9. 私房小炒圆白菜（创新的小菜，大部分人应该都没吃过这个味道）

原料：圆白菜半棵、西红柿 2 个、豆腐干 5 片、火腿 1 片、葱姜末各 1 茶匙（5 克）

调料：酱油 1 汤匙（15ml）、五香粉 1/2 茶匙（3 克）、盐 1/2 茶匙（3 克）、糖 1/2 茶匙（3 克）

做法：

1）将圆白菜先摘成片，洗净后沥干，用手撕成小块。西红柿洗净切块。火腿切片。豆腐干切块。姜葱切末。

2）锅中加入油，待油七成热时，放入葱姜末爆香后，放入豆腐干，不要用铲子翻动。约半分钟，听到豆腐干发出"滋滋"声后，用铲子翻动，再用油煎一下另一面。这样，豆腐干比较香，也不容易散碎。

3）豆腐干煎膨松后，加入酱油和五香粉，再放入圆白菜，炒到稍软后，加盐和糖。倒入西红柿和火腿片，炒至西红柿稍出汤后即可关火。如汤水过多，调入少许水淀粉也可。

好味又营养的宝宝爱心早餐

　　宝贝一岁之后，我最头疼的就是他的早餐该吃点啥，选择太少，但是小朋友吃几天同样的东西就会腻。可能很多妈妈都有这样的困扰，这里就跟大家分享一些自己总结的爱心早餐吧。

　　1. 面包

　　相信每一个新妈妈最先为了宝宝入手的就是面包机，外面卖的面包原料不明，加了n种添加剂，新鲜度也值得怀疑，还死贵的，而自从家里买了面包机之后，宝宝和大人的早餐就都有着落啦。我买的是柏翠的，推荐双管的，也有很多朋友推荐北美

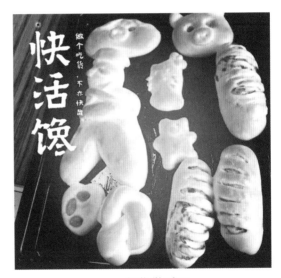

很像做手工

的，我自己觉得这个品牌名太霸气了，跟世界最好那个米粉一样，就没敢买……自带的食谱我基本上都做了一遍，还是最基础款那个好吃，糖不能按食谱上的来，要多放一勺，牛奶买的进口的，面粉推荐中粮的多

用途粉，还有他们家的特精高筋，做得好不好吃跟面粉有很大关系。油就是用的家里的菜籽油，用黄油和橄榄油都试过，吃不出来多大区别。可以搭配果酱吃。

2. 酸奶

买了面包机的同时也能自制酸奶，需要提醒的是，可以代购国外的儿童酸奶配奶粉来做，避免过敏。

3. 松饼

英文叫 pancake，我代购的澳大利亚的 shaker，日本和光堂也有出，有点小贵，网上一搜发现好多配方，有时间可以自己做，也是超级简单省事又好吃的，跟鸡蛋饼类似，可是我家里没有平底不粘锅，用炒菜锅的话不放油会粘锅，放油的话又太不健康了，于是想了个简单办法，用微波炉，经多次实验，一分钟即可。松饼也可以搭配果酱、水果、酸奶吃。

用料：鸡蛋 3 个、低筋面粉 90 克

辅料：肉松 30 克

调料：食盐 1 克、

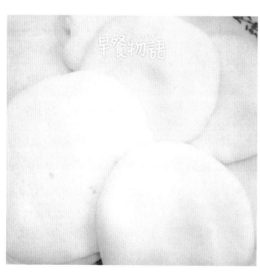

这个其实自己配料做超简单

白糖 60 克、沙拉酱适量、植物油 45 毫升

松饼的做法：

1）鸡蛋打入盆中，放入白糖和盐。

2）用电动打蛋器将其打发，注意要打至蛋液呈非常细腻的乳白色，并且提起打蛋器时，上面的蛋液可挂住几秒钟后再缓慢地滴下，且蛋液滴入到盆中以后有非常明显的痕迹不会与盆中的蛋液融入一起，打电头上面还会挂住 2~3 厘米的蛋液不会滴下。

3）将面粉分三次筛入蛋糊中拌匀，即先筛入三分之一的面粉拌匀后再筛入三分之一，拌匀后再筛入剩下的面粉拌匀。

4）取约三分之一拌好的面糊舀入另一个盆中，分次加入植物油拌匀

5）然后，倒回之前的面糊中拌匀。

6）平底锅烧热，用厨房纸粘少许植物油将锅底擦一遍，然后将适量的面糊舀入锅中。

7）面糊会向四周流动形成圆饼形，小火，煎至松饼表面有小孔出现，面糊凝固。

8）翻面，将另一面煎至微黄，煎好的松饼可直接食用，也可将松饼放凉，涂上沙拉酱，夹入肉松，做成肉松夹心松饼，味道更佳。

4. 蛋糕

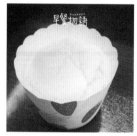
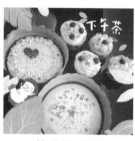
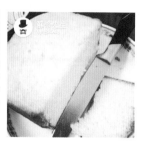

入门级杯子蛋糕　　　　简单级戚风　　　　面包机简直是妈妈福音

　　用面包机做过一次蛋糕，还是手动打蛋，最后把我逼疯了，味道一般，还是上烤箱吧……我用文怡的方子做过 cupcake 和法式海绵蛋糕，觉得还挺不错的。很多人推荐君之的，大家也可以尝试下。

5. 米粉 or 麦片

　　我给宝宝小时候吃的是"世界最好"米粉，有机又含铁量高，没有加什么糖，味道纯天然，杂粮还可以锻炼咀嚼能力，大一些开始不再满足于此，开始尝试喜宝米粉和雀巢米粉，口味选择较多，基本上都买了一遍，挨个吃，现在大了，又多了一个选择，婴儿麦片，也是买的喜宝，宝宝很喜欢。这两种选择基本上是属于早上起不来没做早饭应急，一周吃个两三次吧。

6. 小米粥等各种粥

　　小米粥大概是中国式宝宝早餐最经典的，营养健康又管饱，就是不能天天吃。

7. 鸡蛋羹

鸡蛋是自打加辅食之后就保证一天一个，买的有机蛋，小时候吃的蛋黄泥，一岁之后开始吃蛋羹，秘诀是：少许盐醋和麻油，再加少许 40 度左右温开水进去打散，水开后蒸个五分钟就好了。

8. 椰汁西米露

之前给宝宝做过几次西米露，他可爱吃了，做法也很简单，网上都有卖，适合夏天做，可搭配的东西很多。

1）西米过水，建议不要浸泡，目前西米的质量不同，有些西米浸泡后就化掉了。

2）煮沸一锅水，水量一定要没过西米，最好是西米的二三倍的量。对于西米的量，一人份的话 2~3 茶勺就足够了。

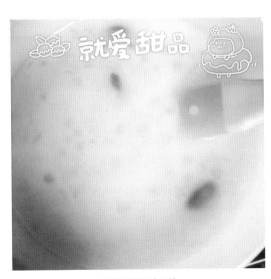

真的超级好喝

3）放西米入沸水后要不停地搅拌，否则会糊底。搅拌 15 分钟左右起锅，这时会发现水非常黏稠而且西米都粘在了一起，不要紧，兑入凉水西米就散了，而且会沉底，将水过掉。

4）再煮一锅沸水，将西米倒入，搅拌，煮 15 分钟左右，这时大部分西米开始变透明，起锅冲凉水，再重复一遍沸水煮西米。这样煮西米就不会糊，千万不要想一锅就能把西米煮透明。

5）煮第三次的时候，不一定要煮 15 分钟，当西米几乎全部透明，还有很少一部分还有白芯的时候，就可以起锅了，将水过掉盖盖儿闷儿分钟，就能全部透明了，我的建议是不要在锅里煮到全部透明，要不西米就不 Q 了。

6）倒椰汁或牛奶入锅，根据口味可以放入少许糖，倒入西米小煮一会就可以出锅了，冷藏。椰奶西米露就做好了。

7）根据需要可以放入荔枝、西瓜、猕猴桃等水果，注意颜色搭配，好吃又卖相好的什锦西米露就做好了。

9. 包子 or 馒头 or 饺子

面包机真是新妈咪利器，自从有了它，什么包子啦馒头啦饺子啦，全部可以在家做，真是省时又省力。

10. 肉松

肉松也是通过面包机可以搞定的，好吧我承认，这是一篇推荐入手面包机的软文……肉剁碎拌上糖啊盐啊料酒啊等想加的调料，我们家加了一点儿童酱油，然后用保鲜袋装起来，拿擀面杖

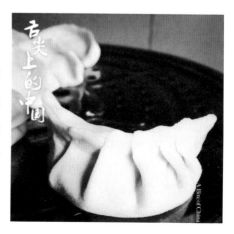

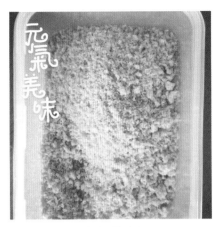

面包机做肉松

压碎，再放进面包机里按两遍肉松程序，或者走两遍果酱程序就好了。如果家里没有面包机的话，可以在锅里炒一个小时左右。肉松主要还是搭配粥，白粥啊光头饭神马的宝宝不爱吃，这时就让肉松解决难题吧 ~~

从零开始混合喂养完全指南

一般来说，当新妈妈回归职场后母乳量会大大下降，从而需要开始添加奶粉，开始混合喂养的时代。总的原则就是，循序渐进。乳汁不足，最客观的指标有两点：一、宝宝尿少且浓，每天少于 6 次。二、每个月的体重增长不良，6 个月以内的宝宝每月增长不足 500 克。

我一直给宝宝喝德国爱他美，最开始是德版，后来量大了就改为英版，中间换过一次喜宝，也是因为朋友从国外带的。一般情况不建议经常性换奶粉品牌，除非宝宝有任何不良反应，比如过敏、腹泻、便秘等等，转奶期间也一定要慎重和注意技巧。如果宝宝有乳糖不耐受或者严重过敏，可以去医院遵医嘱喝特殊配方的奶粉，市面上也有一些预防过敏的奶粉，如雀巢的超级能恩。这里要强调下第一口奶的重要性，宝宝如果一旦过敏，将伴随终生，而牛奶过敏的概率非常大！所以再苦再难都要给宝宝第一口吃上母乳。母乳喂养都是越吃越多，所以千万不要因为加了奶粉就放松对母乳的要求，基本上我不在家去上班了，婆婆就会给宝宝紧着母乳喂，不够了才会加奶粉，从一开始的加一顿，到后来的加两顿，基本上就会稳定保持很长一段时间了。只要我在家，基本上都是亲自母乳喂养，包括夜里也是，为了保证出乳量，这样一直喂到 1 岁多才自然离乳。

　　混合喂养应注意每次应先喂母乳，让宝宝把乳房吸空后，再加奶粉，千万不要母乳和奶粉混着喂，一天内用母乳喂养最好不要少于 3~4 次，包括储备的母乳，次数过少会影响乳汁的正常分泌。奶粉一定要严格按照不同品牌的比例冲泡，不能配得太甜或太淡，宝宝吃惯了比较甜的奶粉，就会觉得母乳淡而无味了，这会使之不愿吃母乳，另外，要提防婴儿吃惯了容易吸吮的奶嘴会产生"乳头错觉"而拒食母乳。

　　母乳分前奶后奶，前奶清，主要是水，给孩子解渴；后奶白色，含很多解饿的脂肪、蛋白质。所以，母乳喂养的孩子不缺水。

　　关于奶粉喝多少的量，我们家是先采用试错法，先观察吸出来的母乳宝宝每顿能喝多少，睡前稍微增加一些量，宝宝如果没喝饱会有些闹情绪，喝饱了就会推开奶瓶。6 个月以后宝宝开始添加辅食了，也可以适当减少喝奶粉，多依靠辅食。一般喝奶时间可以安排睡前多喝，有助于宝宝睡眠。

　　如何催奶：

　　1. 多喝一些催奶的汤，例如黑豆鲫鱼汤、猪蹄通草汤、海带排骨汤，汤是一个好东西，各种补。

　　2. 大量喝汤、果汁（热的）、牛奶、粥。这很重要，别喝高脂肪的，不然妈妈容易堵奶，宝宝也不消化。

　　3. 如果有可能，多让宝宝吸或者喂完宝宝再用吸奶器追，我在公司吸奶时即使吸完了还是会揉搓乳头等待奶阵再吸一遍。

4. 注意多休息。

5. 心情一定要保持愉悦，压力不要大，不能紧张压抑。

6. 实在不行我试过一阵催奶茶，匈牙利出的，坚持喝有一点效果。

7. 定时哺乳，每次必须把乳房吸空。

家庭领导力是什么？

文 / 邵红

自从开始研究《家庭领导力》，每每说起，都会有朋友问："什么是家庭领导力？"

我最初会从领导力的理论开始讲起，"教科书上对领导力的定义是：通过影响组织中的人来实现组织的目标。那么放在家庭里，就是通过影响家里的人来实现家庭的目标。"

说得多了，就又有朋友问，那组织和家庭有什么不同。我于是又从家庭动力到家庭系统的模型，解释了家庭和组织一样的地方是有角色分工，通过沟通来进行问题解决，但家庭更强调情感度、亲密度和成长度等等。这些生涩的语言，大家往往都是听听，然后一笑置之。

"你做这个研究，是想写一本可能被束之高阁的书呢？还是能够真正触动听你说这件事儿的人？"在一次内部的研究小组讨论，我介绍完了我花了很多时间研究出来的模型后，谷老师问我。

后来再遇到有朋友问我这些问题时，我都试着请他们讲讲让他们记忆深刻的家的故事。而这些故事，都让我重新理解什么是家庭领导力。

第一个故事是关于我的朋友高君的，他说他以后的最想做的事情，就是拍一部关于他母亲的电影。他母亲是一位很普通的农村妇女，没上过学，在家就是洗衣做饭，忙里忙外，把他们三兄弟养大。母亲总是从早忙到晚，有的时候他半夜醒来，都会看到母亲在炕头昏黄的灯光下，做着活计，这些手工活儿可以换到一些微薄的收入。母亲不是村干部，但村里谁家有矛盾，都会来找母亲出面调解，因为只有他母亲能把当事人叫到一起当面谈开。十年前，他母亲去世的时候，全村老小都到他家门口送行，包括村里唯一一个从不受人待见的傻子。傻子在他家门口嘴里嗷嗷叫着，比比画画，话语说不清楚，但每个人都能明白，他心里很难过。因为全村，只有他的母亲看到傻子衣服破了会帮他缝，饿了会端碗饭给他吃。母亲走的时候，高君还在上高中，但村里把当时唯一一个进省城工作的机会给了他。他说他那时候什么也不会，但不管领导交给他什么事儿，他都特用心地做。后来有了手下，就把他们当亲人，手把手教他们，还关心他们的家庭。所以不管走到哪儿，高君都觉得特别顺。他说母亲在天之灵一直在护佑着他。

第二个是独立创办一所职业学院的曹院长的故事。曹院长小时候家在郊区，附近有一个钢厂，那个钢厂拿铁丝网拦着，很多人都从那个铁丝网钻进去挖铁。有一次，他和弟弟也跟着去挖了铁回家，打算卖钱。他妈妈知道了，领着他和弟弟到钢厂拿着写的检查，给人家去赔礼道歉。妈妈说："有那么挖的吗？那叫偷，盗窃。"他说："大家都这样的。"妈妈说："别人我管不了，你俩我还管不了吗？不是自己的钱不要，是自己的也不一定要。"后来在 20 世纪 60 年代困难的时候，没有吃的，他领着弟弟去偷瓜，只在人家地里吃，吃得肚圆，不敢往家里搬，别的也不敢动，因为心里有一种怕。可是一些别人家的孩子，拿件衣服铺开，什么其他的东西都往上放，甚至那些父母跟着一起偷，而且还夸孩子，还说这哥俩傻。曹院长办学校，他的兄弟姊妹都来帮忙，有的甚至抵押了房子，帮他筹款。等学校发展起来后，他却主动放弃了继承权和所有权，那时候母亲还在，知道这件事儿后很高兴，说："要多少是多？"从祖上做私塾，到北平的大学教书，到他这块办了一所大学。就为了做点事，就是这么一个理想。"父亲在家里就是一个标杆，母亲才是一把伞。"曹院长说。

紫郡是我的一位校友，每次见面，都感觉到她身上从内到外洋溢着一种对生活的热爱和幸福，而她说这一切都是因为母亲一直在她后面的支持和引领。妈妈从她上小学的时候，就在她们小学里当校外辅导员，每一次学校搞活动，妈妈都会在家里和她一起来筹备，把家里面所有能拿出来的东西都拿出来。有一次学校援助非洲捐款，紫郡拿出全部的 20 元压岁钱，妈妈说："这是善事，一定会对你有好的影响的。"后来因为这个捐款紫郡被市红十字会授予了先进会员，这让她意识到帮助别人是一个非常有善意的行为。紫郡在的城市是一个旅游城市，中学时，她和两个小同学给市长写了信，建议建一个少年号旅游船，可是看到市委门口的警卫，不敢进去。妈妈说："去试一试。为什么不可以呢？"结果，市长的秘书很好地接待了他们，市长还亲自给他们写了回信，说你们的愿望一定会实现。当他们收到信时，点燃了他们好好学习，未来去做更大的贡献的信心。大学之前妈妈就教会了她做饭、整理家、熨衣服、绣花这些女孩子该做的事情。入大学的前一天，妈妈在跟紫郡一起缝被子时，对她说："到大学了应该找一个男朋友了，找一个你佩服的人，找一个让你心满意足的。"

燕和茹是我的两位好友，她们都同时提到了记忆最深刻的是父母很少吵架，最美好的是全家围坐在一起吃饭的情景。燕的妈妈是位老师，在 20 世纪 70 年代物质还不丰富的年代，一日三餐都会安排得很好，而且每次要等着爸爸一起回来吃。那个年代没有电话，燕的妈妈总是守在窗边，一看到爸爸的身影，就赶快去准备。茹的家庭聚餐让她感觉，最幸福的事儿就是听父母聊工作中的哪里干得好，哪里遇到了问题，然后全家一起来商量解决方案。在饭桌上，茹知道了父亲如何关注新入厂的大学生，懂得了父亲如何跟上级沟通，如何和下级交流，还在父母的故事里，懂得了有一种叫"小车不倒尽管往前推"的坚持。在燕和茹的记忆力，她们的父亲在生活中通常都会顺着母亲的意见，而她们的母亲，在遇到大事儿时，都会和父亲商量，一起拿主意。母亲会在生活上要求她们说穿衣服不能不系扣子，吃饭必须洗手，在饭桌上嚼东西不能发出声音。而父亲在她们住校的时候，都会在教室外，等着她们下课，好让她们吃上妈妈做的香香的饭菜。

家庭领导力不仅仅是理论，而是每天发生在你我生活中的一点一滴。在这些故事里，我感受到了大地一样的关怀，一种精神的传承，支持和陪伴，一种富足平和的心态，还有彼此的尊重和爱。我想这些才是家庭里一代一代生生不息的力量。

（作者简介：邵红，清华大学 "中国式管理" 课题主要研究员之一，师从清华经管学院领导力研究中心杨斌教授，致力于《家庭领导力》的研究。清华经管学院职业发展中心咨询顾问。）

干货：聪明宝贝早教宝典

早教似乎是中国人特有的事情，国外养孩子都是放养式，撒手让宝宝随心玩。早教寄托了父母的殷殷希望。这里介绍几种早教方式和推荐一些之前试过的早教产品。

早教中心

早教中心我们一天也没送儿子去过，不太推荐，原因是早教中心的老师没有任何资质，教育这个事情本身就是很主观的，你没有办法认定她到底教得好不好、对不对，而且身边朋友的宝宝稍微体质差一些的基本都是去一次早教中心回来就发烧一次。卫生清洁工作有没有做到位是一方面，宝宝多的地方本身携带的病菌也多。

游乐中心

相比早教中心，我们全家都比较推崇游乐中心，一岁之后给办了卡，基本上天天去，有时一天去两次，三岁之前都觉得不要让宝宝学太多东西，就好好玩，享受童年吧，教育这个任务一定要亲力亲为。结果去游乐中心的那段日子，宝宝由于每天活动量很大，吃饭和睡觉都很好，身体得到了锻炼，也不怎么生病，长高长胖了，胆子也变大了，性格也更活泼外向了，跟其他小朋友和大人互动也多了。但是选择游乐中心一定要慎重，安全防护措施也要做好，千万别以为宝宝去玩了就可以自己在一边看手机，回头宝宝被抱走了都不知道。

早教机

国内卖得最火的早教机大概就是火火兔了吧，还有其他类似的品牌，小熊、兔子等各种造型，我们还买过一个皮皮熊，虽然做工很一般，不过做成了娃娃的样子，宝宝特别喜欢抱着它，跟着学了好些歌和唐诗。虽然早教机现在这么智能，故事儿歌应有尽有，但最好不要多听，还是爸爸妈妈自己讲给宝宝听，唱歌给宝宝，也有利于亲子互动，有些爸爸妈妈小时候的专属儿歌啊还有一些故事啊段子啊可以讲给宝宝听，也算是一种文化的传承吧。

绘本

我个人觉得绘本比故事书更适合小一点的孩子，以图画为主，故事不复杂，宝宝也好理解，而且有些绘本不重在讲做人的大道理，而是注重从小培养孩子养成好的生活习惯以及认识一些简单的动物汽车等，推荐"小熊宝宝"的故事那套，还有"我 1 岁 / 我 2 岁 / 我 3 岁"系列，还有一些可以互动的绘本，比如立体书、洞洞书，推荐一本《猜猜这是啥》。

拉拉书

拉拉书就是那种怎么都撕不烂、还可以放进洗衣机里洗的布书，特别适合某些熊孩子，也适合买一套送礼。国外的大多比较贵，其实国产的也不错，推荐下。

故事书

那些什么世界十大名著、十万个为什么统统不适用三岁以内宝宝，不如买一些图画书，文字就一两句话的这种比较靠谱，宝宝其实也没办法专注那么久，听不懂太长的句子，简单就好。推荐《托马斯和他的朋友》这一套。

卡片、挂图

儿子小时候我给他买过黑白和彩色的激发视觉发展的卡片，一方面可以通过认卡片跟他互动，另一方面也可以教他认图案，可能是男孩的原因，儿子特别喜欢认汽车。另外，就是那种可以挂满墙上和门上的挂图，也是最便宜的早教方式，不推荐有声版，有些事情只能父母亲自做，其他都替代不了。

玩具书

所谓玩具书，就是一些可以跟宝宝互动的书，比如贴纸书、教你画简笔画、涂色本等等，儿子不知道是不是遗传了我，特别喜欢画画，就买来画板啊、水彩笔、蜡笔、彩铅让他随心所欲地画。

巧虎

身边好多朋友都订了巧虎，我们倒是一直没有选购，主要还是觉得孩子太小了，不希望让他这么小就看电视啊手机什么的把眼睛看坏了。不过听其他妈妈反馈，宝宝跟着巧虎的一些视频也学会了舞蹈啊、儿歌啊什么的，还有一些好的生活习惯也是从里面学来的。

乐高等玩具

家里除了儿子，还有他爸爸也是一个大小孩，没生孩子之前就囤了一大堆各种积木和机器人，他爸爸是个宅男，喜欢拼高达，有了儿子就开始迷乐高什么的，经常在京东上美亚上一买买好多，一问就说便宜怕啥，什么值得买网站他更是天天去打卡。说到玩具，推荐几个品牌，费雪不用说了，但是小贵。然后乐高锻炼动手能力，很多商场里都有专门教小朋友拼乐高的早教班，3 岁以下还是建议玩大颗粒的，小颗粒的对太小的宝宝难度太高，容易打击宝宝积极性，带来挫败感。还有美高的积木、孩之宝的变形金刚、德国 Hape 等等，推荐一个品牌——澳贝，选择多多，性价比还高，又益智。我也买过 Kissme 的一些针对特别小的宝宝的产品，比如安抚奶嘴、摇铃。另外，家里还有好多日本产的那种小车模，做工也非常棒。

如果你有一个在读 MBA 的妈妈

文 / 陈思吟

昨晚又是十一点多从机场返家，今天要继续飞向另一个项目。中间在家短短十几小时，只想好好看看你，我亲爱的儿子。

你已经两岁四个月了，真是个可爱的小男孩儿，人们都说，两岁多正是好玩儿的时候，确实，现在的你 360 度无死角，怎么看都可爱，经常给我惊喜和感动，妈妈却在你这么好玩儿的时候没有很多的时间来陪你。因为在你十个月时，妈妈申请了北大光华和清华经管的 MBA。那时候的你好胖乎，坐着时还有点摇摇晃晃，特别爱笑，喜欢我跟你躲猫猫，到处爬着叫"妈妈，妈妈"，找到了就咯咯笑得前仰后合。如果可以，妈妈连班都不想上了，更不舍得在未来的两年内舍弃全部的周末去念 MBA。在妈妈心中，在你没长大成人离开我们之前，永远是妈妈心中最疼爱的宝贝。可是，长大后你会知道，人生充满选择，很多事情是矛盾的，需要平衡是因为都想做到。即使对已经长大成人的妈妈来说，也会经常纠结，这是妈妈性格中比较软弱的部分，也是我最希望你以后能比我强的部分，更有自信，更坚定。经过跟你爸爸、姥姥和奶奶的商量，妈妈决定完成心中的梦想，工作、学业、家庭兼顾，看看你的妈妈能不能努力都做好，做一个"超人妈咪"。爸爸妈妈还一起给你供了一套小房子，是我们的负债却是你的小小资产，以后你可以自己决定把它卖了

上沃顿或哈佛医学院，有好课，妈妈要去旁听哦 ~

　　时光飞逝，这一年半的时光我们都成长了许多，你已经是个懂事会疼人的小帅哥，有自己的思想和小主意，妈妈非常为你骄傲！我也如愿进入了光华，周一到周五白天上班、出差。晚上 8 点到 11 点陪你玩儿、洗澡和哄你睡觉，11 点到 1 点写作业看书刷英语。周六日白天上四门课，晚上陪你亲子游戏和亲子游泳。因为珍惜，跟你在一起的每一分钟都好开心，因为珍惜，妈妈的学习态度也史无前例地端正和高效。希望你也能为妈妈感到骄傲。光华的课程和老师同学都很好，让我学到许多，希望这些都可以感染到你，妈妈祝你以后也能碰到好老师和好同学，结交几个能说到一起的好友，认真地学习，开心地长大！

　　我知道在这两年中，亏欠宝宝许多，给你做饭的次数屈指可数，陪你的时间比别的宝宝妈妈少很多，你的很多进步都是来自于负责的奶奶，而不是妈妈。我现在只希望这两年的 MBA 时间不要影响我们的感情，所以努力在可能挤出来的时间来弥补。当我昨晚回到家，看到你开心的样子，我更开心，我们脸贴脸躺在床上，你跟我说了好多话，我帮你抓后背，你还说"谢谢妈妈帮我挠痒痒"，好懂礼貌。你唱《爸爸去哪儿》时一点儿都没跑调，还跟我说，"我的爸爸在睡觉，嘘，小声点！"这么会关心人，还比上周更进步了些，终于分清了你我。说着说着话，你就情不自禁亲我一下，一共亲了好多好多下，我知道你想妈妈了，你的吻让妈妈觉得好温暖，又心疼。最后，你抱着我说了句："好爱你……"瞬间，我觉得你长大了，你知道吗，妈妈差点被你惹哭了，即使现在在飞机上，想到你的这句话，还会眼睛一热。妈妈真的亏欠你太多，希望学业结束后，我们能有多一些假期，妈妈好好做个计划，我们全家要去世界各地旅行，一家人，永远在一起。

今天早上你拉我起床催我吃早饭，得知妈妈是中午的飞机可以不用上班在家多陪你一会儿时，你好开心！搬着小板凳去拿乐高，你挑颜色我来拼，妈妈发现你对颜色的认知又进步了。整整两个小时，我们都没有看手机和 ipad，拼出了小房子和小车。你还帮我收拾了出差的衣服。希望妈妈不在家时你也可以少玩儿 ipad，我们一起加油，保护眼睛！

飞机就快降落，妈妈会在这两天的晚上好好看书写作业，争取周末顺利完成财务会计的考试和英语陈述，然后剩下的时间，我们就好好地玩儿！还有一起布置圣诞树！

期待圣诞老人给宝宝一份大礼物，因为他是很善良很棒的孩子，妈妈也好爱你，好爱好爱你。

爱你的妈妈

（作者简介：北大光华 MBA2013 级在职二班 陈思吟）

和宝宝如影随形的日子

文 / 林雨飞

　　我叫林雨飞，有个叫栗子的女儿，她快两岁了。我生孩子后从原来的广告公司辞职，自己经营一家叫野风集的网店。是个每周工作 30 个小时，剩下时间都奉献给宝宝的"半职妈妈"。我每天和栗子一起睡醒，给她吃过早饭喝过奶之后去工作室，然后中午回家陪她吃饭睡觉。一周还有 2 天半不去工作室，全天陪她。这些令很多职场妈妈羡慕的亲子时间，却很多时候被我当作负担。

　　其实我也不是那种事业型的妈妈，我只是不太会跟孩子玩，然后又很想多做些自己的事儿。当新妈妈是一件特别有挫败感的事儿，小时候的劳累不提，稍大一点，她便开始有自己的想法，她不爱吃我辛辛苦苦准备的食物，我最困倦的时候她却已经困了还不肯睡，带她外出去好玩的地方时她要求回家，天气最热的时候她要去外面玩。

　　而最令我难以适应的是她占据了我生活中的太多时间和精力，于是我下意识地找好多可以偷懒的方法。带她去游乐园挖沙子，我就可以坐在旁边休息；去早教班，有老师带着一起，我不至于无聊，还能耗费她貌似无穷尽的精力；给她买各种各样的玩具、绘本还有光盘，买了高级的音响给她放睡前故事，这样我就能轻松些，有空可以看看手机什么的。然而这一切，她并不领情，每隔一会儿就坚定地一直呼喊着"妈妈~~~""妈妈抱抱""妈妈拉手""妈妈不坐"……她最喜欢妈妈，而我却总是应付她。

直到最近无意中看到一本小书《和妈妈如影随形的日子》，其实只是一本妈妈记述与孩子一起日常生活的小书，语言平实并不煽情，却让我看得痛哭流涕。天哪，我在想，我到底错过了什么？栗子和小作者的年龄差不多大。我想如果她也写这样一本书，那么标题也许会是《和奶奶如影随形的日子》。

在我们忙着抱怨生活让本来光灿如珠宝的自己蒙上灰的时候，小作者红茶却将时间漏下的沙粒磨砺成金，绘成了一幅幅美丽的画作，熠熠生辉。她用孩童的视角重新看世界，于是一切都变得新鲜有趣了，杏子是食物也是玩具，阿拉伯婆婆纳的花儿蓝蓝的小小的，第一口冰激凌的味道，一小块碎玻璃也是宝贝。书中很多小的细节，估计每个孩子都曾经有过，只不过在我们看来稀松平常，好像并不值得记录下来。但正是这些平淡得无法复制消逝而过的瞬间，构成了我们的每一天。但孩子也有各种情绪，不是无理取闹，耐心地去看，才能"看见"真实的孩子。

也许是我的童年里，我父母就并未拥有这种与孩子一起玩一起成长的能力，他们对我非常好，陪伴的时间也不少，却仅限于我的饮食起居，带我出去玩也就是让我自己玩，更不要说对自然的启蒙。而相比之下，我先生就幸福得多，从小婆婆就带着他一路走一路玩，碰上任何有趣的小东西也会停下脚步观察，地上的小花小草，天上的星星，街边的彩旗，马路上的标识等等。于是后来我先生大学学了生物，然后研究植物分类，更写了很多科普的文章和书籍，想要把这一份自然之心传递下去。所以，栗子也还是很幸运的，奶奶会带着她每天在自然中玩耍，哪怕只是小区绿地和附近小公园。当栗子指着天上的星星对我说是金星的时候，在一个从没去过的公园里指着一丛花说是锦带花的时候，见到鸽子、麻雀、喜鹊、戴胜会跟它们打招呼的时候，我很为她高兴，却又为自己错过了这么多而感到有一点小遗憾。

于是我也开始慢慢地静下心，在陪伴她的时候更耐心一点，更专心一点，更"走心"一点，俯身用孩子的眼光重新看这个世界。然后我就发现，可以享受与孩子如影随形的日子了，也不觉得无聊了。当她晚上不睡觉闹着去外面玩的时候，不再发脾气，而是静静地带她出去，看她在黑暗中快乐地奔跑，默默地在她身后守候。那一次，清风拂面，大朵大朵的白云在夜空中飘过，云过去之后，我们一起看见了北斗七星。她跑过来，抱住我，轻声说，好妈妈。

以前总在想，我为什么要爱我的孩子，是出于责任，还是义务还是天性？这才发觉，孩子的爱才是无私的无条件的，不管我如何忽视她、熊她，她还是一样地依恋我。而正是这些一点一滴的陪伴，让爱如涓涓细流，流淌到彼此的心中。这几年都没有长时间离开过栗子，爸爸倒是经常出差。而每次爸爸出差回来，栗子都会出现一些反常的情绪——不是更粘爸，反而是更粘妈了，怕爸爸把妈妈抢走吧。在 0~3 岁的孩子世界里，妈妈是最重要的吧，那我又还在抱怨、疑惑什么呢。即使她以后再也不记得 3 岁之前的事情，但我想这份温柔相待会永远伴随她。在她懵懂的这几年里，能让她全身心地依恋和陪伴，是我能做的最好的事。

（作者简介：林雨飞，80 后文艺青年，2 岁女宝的妈，设计品牌野风集主人。）

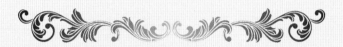

Part 4

宝宝1~2岁

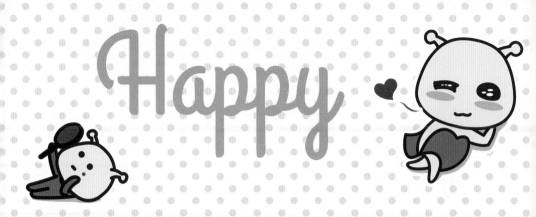

Memo	Monday	Tuesday	Wednesday	Thursday	Friday	Saturday	Sunday

dream
梦想发生器

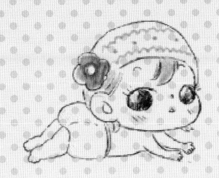

我的目标：

实现期限：

我的优势：

我的行动计划：

可能未完成的原因：

解决办法：

奖励：

实际完成目标：

承诺人：

监督人：

日期：

家务清单
Housework list

time	list	who

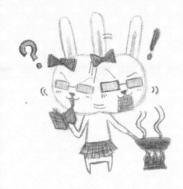

一周食谱
weekly menu

	早	中	下午茶	晚
Sun日				
Mon一				
Tue二				
Wed三				
Thur四				
Fri五				
Sat六				

所需食材

4 小熊爬山

嘿呦嘿呦，滚一滚

小熊圆脸
胖嘟嘟

1 在宝宝手心轻轻地画圈。

嘿呦嘿呦
爬上山

2 用食指和中指交替着模仿"小熊"走路，从宝宝的手心爬上肩膀。

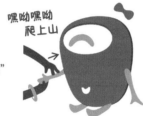

一不小心
掉下来

3 手指快速地从肩膀滑到手心，假装小熊从山坡上滚下来。
滚下坡的过程可以多来几遍，宝宝会很喜欢这种肢体接触的感觉。

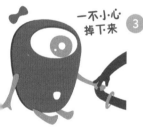

屁股坐到
洞洞里

4 轻挠宝宝的小肚皮，或其他容易引起宝宝发笑的地方，比如咯吱窝、脖子、小屁股、脚丫等。
每次玩到这里都可以变换不同的部位，出其不意的感觉最能吸引宝宝了。

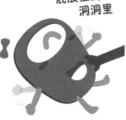

轻柔的动作配上好听的儿歌，促进宝宝的触觉发育和语言发展，被爱包围的感觉也会让宝宝满足地笑出声来。

Tip：手心画圈的动作有很好的助眠作用，睡前可以玩一玩。

宝宝做到了吗？

 游戏时，眼睛能专注地看着妈妈

 熟悉游戏后会模仿

爱就在小事儿中

在兰的儿时记忆里，她生活在一个不幸的家庭，这个不幸不是说父母多虐待她，而是因为他们感情不好。父母的工作性质是每年都有半年在外地工作，在家的日子很少。但是一回家他们在冷战或者打架。兰的哥哥由于觉得父亲对母亲不好，从小就和父亲有很多冲突，生气的时候就经常拿比他小两岁、瘦小的兰出气。

兰那时候觉得自己很可怜，在家里没有温暖，就下定决心一定要考上大学离开这个家。那个时候，哥哥和父亲断绝了关系。父亲也离开了家。

还是 30 岁那年，兰考上了硕士研究生，来到了北京。

和兰少有来往的哥哥怕被她靠上，就劝说北京生活很艰难，一个女人什么都没有很难生存。兰什么也没说，靠自己的努力，毕了业，找到了不错的工作，结了婚、生了子。在事业上兢兢业业，一步一个脚印地发展着。

不过，婚姻生活并不那么完美，丈夫收入不如兰高，在别人眼里看来他们并不匹配。孩子出生后体弱多病，她经常因为孩子吃东西少，比别的孩子胆小、瘦弱而焦虑。突然有一天，他收到和他们断绝往来十多年父亲的电话，说现在自己老了，一个人没有办法照顾自己，想过来和她一起住。而被父亲伤透了心的哥哥和妈妈，坚决反对父亲来北京，说即使来了，也绝对不会见面。

兰还是一个人去把父亲接到了北京，为了不让母亲和哥哥生气，在离自己住家不太远的地方给父亲租了房子，每周至少一次地两头跑，去打理父亲的生活。父亲来了北京没多久，仅有的一点存款就被骗子骗走了，还花了大价钱，买回来一大堆没有用的"保健品"。她火了，让父亲交出了工资存折来帮他管理。可是，父亲又每天给她发短信，说糟了，出大事儿了。吓得兰突突突跑过去，竟都是一些报箱钥匙找不到了之类的小事。来自家庭的各种各样问题，兰压力太大了，再加上父亲这些"不可理喻"的做法，兰冲着父亲再次大光其火。

"我不知道他为什么这样，我说你要去学会照顾自己，也要学会不要给别人增加负担了，就是经过这次我跟他深入的沟通让他相信我了，相信我会去照顾他。"兰说。

也是这次从兰发火开始的沟通，让她了解到父亲买保健品的理由，是因为孩子没有在身边，而保健品公司的销售人员就像孩子一样照顾他，对他嘘寒问暖，陪他说话聊天，他心暖了、心动了，加上对自己健康的担忧、对未来的恐惧，所以就自然而然跟这些人建立了联系。

于是，兰开始不断地通过学习去寻找解决自己内心压力与家庭问题的办法，她逐渐了解了自己也理解了家人们。她意识到，人一定要有正确的人生观，对自己要有所约束，并以身作则。比如你要求孩子孝敬你，自己要首先孝敬。

兰开始带着孩子去看望父亲，孩子不能理解为什么姥姥、姥爷不住在一块儿，而且又少和姥爷见面。兰就跟孩子说姥爷、姥姥在一起会不开心，所以他们决定不在一起生活，但是他们还是我的爸爸和妈妈，所以我们还是要一样对他们好。再后来，兰来的时候，还会带着父亲和孩子去附近的超市走走，买一些最好的大枣、枸杞或者其他补养食品给父亲。

兰自己的小家与婆家住得很近，婆婆常常来。以前是老人要走了，"妈妈您慢走啊"，从不送到门外。有一天，兰突然觉得不对，一定要把她送出门外，还把孩子叫过来一起送，"来吧，送送奶奶"，孩子跑过来抱着奶奶就亲了一口，奶奶的眼泪哗地流了下来。

兰叫上丈夫一起学习有关性格的知识，两个人也都彼此更加地了解。兰在家里面总是提醒自己，不是什么事情都得自己做主，该尊重到丈夫的地方一定要尊重到，尽量不让丈夫感觉到压力。两个人有了共同的认识，再看孩子时，就不那么焦虑了。

一家三口还一起玩找优点的游戏，可是孩子不感兴趣，觉得自己没有优点。兰说，那我们来互相找优点。这下子，孩子可兴奋了，因为爸爸、妈妈不大会儿工夫给他找了十多个优点。

孩子也加入了进来："妈妈我也给你也找优点吧。"

"你觉得妈妈最大的优点就是什么呢？"

"妈妈，你教养我教养得好。"

"为什么这样说呢？"

"反正你教养我教养得好，这一条可以代表两个优点哟。"

然后再找第三个，妈妈画画也画得好……那一天孩子为兰找到五个优点，大家都可高兴了。这个找优点的游戏自然地成了家里的一个传统项目，孩子说"妈妈我现在27个优点了，爸爸和我玩又找到两个。"这就是自信心建立的一个过程，孩子以前总是觉得自己不行。看似胆小，其实是自信心不足。

从未夸奖过兰的小有成就的哥哥，突然有一天问他们的妈妈说："妈，你说咱家是我还是妹妹是成功的人？"兰知道，这个成功一定不是钱，是哥哥看到她的独立，看到了她做事情，比如把爸爸接过来，哥哥做不到。

"就是这些小事了，就是特别特别小的事，你要是如果这些小事都关注到了，生活可能也慢慢就变了。"兰说。

（本文作者简介：邵红，清华大学 "中国式管理"课题主要研究员之一，师从清华经管学院领导力研究中心杨斌教授，致力于《家庭领导力》的研究。清华经管学院职业发展中心咨询顾问。）

为你，我愿说一世情话

刚怀上你的时候，我正处于工作的巅峰状态，心态很好，每天都为自己的一点进步而高兴，一周通宵几次不在话下，突然开始觉得体力不支，很容易又困又累，为此还跟同事一起去做足疗，结果才知道，你就像一个惊喜，来了。

真的是又惊又喜。担心之前的足疗，以及未注意到什么而对你造成伤害。在奔去药店买试纸的路上，我就已经有强烈的预感。就像我一直知道你是个男孩，没有为什么，我就是知道。

倒也不是重男轻女，我自己就是名女性，深知女性在这世上的不易，以及未来将要面临的种种危险，我不希望你是个女孩。我想要个男孩，上帝就给我了，你说神不神奇？

你来了，我的生活从此翻天覆地，我身边的人和事都变了，我也变了。然而这只是蜕变的开端而已。老板说我气场变强了，我想了好几夜，写信给她：每个人生阶段都有不同的任务，我想这个阶段的任务就是他 / 她，我愿意放慢脚步，把生活的重心暂时给他 / 她。

岂知，并非短短的这一年而已。人们说，一孕傻三年。正好，这三年，就做个智商跟你一样的傻子陪伴在你身边好了。

你呀，就像上天给我的一个礼物，让我变得柔软而强大，想要成为更好的自己。

你似乎非常依恋我，生了四天你才恋恋不舍地来到这个世界，护士把光溜溜的小小的你放在我怀里时，我仍然觉得不可思议。你只是我身体里的一团肉，怎么会是这样的一个 mini 小人？

刚看到你，觉得你皱皱的，像个老头，整天睡觉，长得不算好看，但是单眼皮小眼睛，一看就是我的娃。我看看你，有些忧愁，你这么小，我都不敢碰，怕一碰就伤着你。我爱你，不知所措。

想把这世上所有的美好都给你。

出院的时候，我的心情就像是中了五百万大奖刚领完一样，几天前来到医院的时候，还只有我们这几个人，怎么出来就多了一个小人呢。

月子里，我经历严重的产后抑郁，生之前信誓旦旦地说自己不想带娃，让婆婆带，但你来到我面前后，我一时一刻都不想离开你，我想亲自照顾你，我想跟你永远在一起，我害怕别人夺走你。

我看着你，就像看着小时候的我，你的眉眼跟我小时候一模一样，仿佛我的复刻版。我突然就心疼了，想给你一个完美的童年，仿佛给我自己。我唱着儿歌，自言自语，嘻嘻哈哈，像个疯子，我要跟你一起再次长大。

我的宝贝宝贝

给你一点甜甜

让你今夜都好眠

我的小鬼小鬼

逗逗你的眉眼

让你喜欢这世界

让你知道你最美

让你今夜很好眠

捏捏你的笑脸

让你喜欢整个明天

但我不愿意掌控你的人生，我有个人生信条，就是世界和别人都是无法改变的，作为一个独立的灵魂个体，你有权利选择你自己的人生之路，我只会帮扶你、影响你，不会试图改变你。曾经有人问我，如果他长大后是一名同性恋，你能接受吗？宝贝，无论你变成什么样，我都会无条件爱你。

感谢上天眷顾，遇见你，如果要花光我一辈子的运气，我愿意。你越来越可爱，讨人欢喜，帅萌帅萌的，而且还很聪明。我庆幸顺产和坚持一年母乳给了你强健的身体。一想到这些，我就觉得自己好幸运。所有那些伤心的、痛苦的人和事都会飘散。我希望你一直平安喜乐，身体健康。

以前我不懂付出，不懂亲情，当了妈妈，我才能体会，母亲对孩子那种毫无保留、不求回报的爱与付出，才依稀想起来小时候我坐在单车后边妈妈身上的那体香，这世上，只有亲人，永远都会爱你，无论你变成什么样。这些都是你教我的哦。

因为太年轻，没有经验，又是意外怀孕，从女人到妈妈，这角色的转换将我撕扯成两半，如何平衡孩子与自我，好像是一个无解题。后来我了解到，心理学上解释孩子 1~3 岁期间对妈妈的依恋就像是另一个自己，可以理解为连体婴儿，哪一方离开对方都无法存活，妈妈就是孩子的眼、心、手，但妈妈是有自我的成年人，所以有时会因为失去自我而感到痛苦，因为孩子在"吞噬"妈妈的自我。但等孩子渐渐长大，他们的自我也会渐渐觉醒，不再对母亲如此依恋。

我曾经因为长时间的育儿生活，感觉自己快要溺亡，喘不上气，感觉自我快要死去，但经历这两年的磨合，慢慢地我学会了理解和放手，理解了孩子的这种需求后，我从心态上改变自己，愿意去暂时屏蔽自我，也学会偶尔放手给婆婆，给自己喘口气的机会，在孩子关键的这三年，失去自我又怎么样。

现在，爷爷奶奶陪孩子玩的时候，我不再感到不适，而是真心为孩子能得到这么多爱而欣慰。

最爱陪你睡觉，躺在你身边，平时你像个得了多动症的小造反派，只有这样安静的你，让我有时间好好仔细看清楚你的"八点二十"式萌萌的眼睛，像我一样塌塌的小鼻子，小小的红红的嘴巴，圆圆的脑袋，肉肉的苹果脸，软软的、细细的发丝，我曾经奢望能这样记住你每一个时期的样子，但你长得太快了。快到我不曾察觉。陪你睡觉大概是这世上最幸福的事情了，我想不到其他。

还有好多小幸福的时光：吃奶时拿着小眼睛偷瞄我，还有就是我拿着手机刷微博时一扭头看见你定定地望着我，不吵也不闹，心都化了……4 个月的时候你无意间发出了妈妈的声音；5 个月的时候某天你把头凑到我边上，第一次你凑到我脸上亲了一口；还有一次你从背后抱住了我；你把牛奶还有饭要分给我……

因为你，我学会了做手工、烘焙、做饭、摄影，重拾了画画、唱歌，还因为你的到来，给了我一个空档年，让我有机会做一些不一样的事情，让我想要试着活在当下，虽然痛但快乐着。

能为你做些什么呢？我不是儿科医生，也不是育儿专家，我也不是富婆，我也无权无势，但我愿意亲力亲为照顾你，在职场上顶着白眼挤时间备奶，在家给你喂饭、洗衣服、换尿不湿、洗澡，辞职当全职妈妈，我愿意花时间看书、上网搜索，努力成为一个好妈妈。我愿意把时间给你，我觉得陪伴，才是最好的爱。

我的小胖猪，小宝贝，小心肝，小帅哥，小胖胖，小情人儿，小老公，两周岁生日快乐！

谢谢你，妈妈爱你。

还记得小时候能认字后翻看到妈妈以前写的日记，里面记录了我的成长，当时那种感动和开心。所以写这篇文章送给你作为生日礼物，虽然因为种种原因我这一个月暂时不能陪伴在你身边，这让我的心里就像有个空洞。

亲爱的宝贝，为你，我愿说一世情话。

新妈妈的生存现状调查

一直很想写写我身边这些妈妈的故事和她们的育儿经，也是因为准备这本书的时候，开始发现原来身边有这么多妈妈，果然是 80 后婴儿潮爆发。当我开始接触她们，才发现看似平凡的她们背后其实有这么多精彩的故事，她们有的辞去全职工作当全职妈妈，有的成为自由职业者开工作室，有的开淘宝店做代购或者经营自己的品牌，成了半职妈妈，有的成为专栏作家出书或者成了知名摄影师，有的远嫁国外成为知名插画师，有的开始创业，有的去读 MBA，有的开始空档年。每一个微笑背后都有一个咬紧牙关的灵魂，不知在哪里看过这样一篇文章，深以为然。我想，Lean In 的精神不在于彼此吐槽负能量，而在于，透过同辈的分享，了解到，原来自己并不孤单，从而彼此汲取力量和鼓励，帮助对方成为更好的女性。

1. 坚果守护者夏冰：我就是我自己

初识夏冰是在五年多前刚进公司，她是大 BOSS 的私人秘书，人如其名，给我的第一印象是那种特别冷艳高贵、只可远观的女神，因此跟她打交道时总是有几分拘谨，走得并不是很近。后来有一次公司聚会的着装要求是"金大班"风格，她主动热情地给我这个才来不久的新人拍照，顿时感觉如沐春风，又觉得她其实没有什么女神架子，是个亲和力十足的温暖的姑娘。再后来，听说她已经育有两女，而且都挺大了，但却身材曼妙，肌肤胜雪，怎么看都是个少女，而我此前一直以为她也是同龄人，不仅感慨，她简直就是女性的人生楷模啊！最令我佩服的是，她是一个能将工作与生活完美平衡的世外高人，三年间，带着她那标志性的神秘的蒙娜丽莎般的微笑，她四两拨千斤地处理各项工作，仿佛没有什么能难倒她，优雅到不行。同时，关于她当年做 account（客服）时的各种搞定的传说已经在坊间流传多年……

　　这就是我之前对于夏冰的全部印象，如果非要贴标签，就是神秘、温暖、女神。所以，当我得知她辞职加入坚果派，我特别惊讶，我心里明白，只有认识她的人才会知道，她经历多么深入的思考以及需要多么大的勇气才能做出这样的决定，放弃之前一切积累和职位，离开熟悉的行业和圈子，在女人并不是二十几岁的时候，重新开始，很难想象这样的决绝是如何从夏冰那纤瘦的身体里爆发出来的，如果是我，我做不到。

　　"在此之前，我一直过着一成不变的生活，十多年了做着同样的工作，每天接触同样的人，人会有一些盲目，当然也是受创始人 Angel 影响很大，她是一个非常有个人魅力的领导，我跟随她多年，彼此已经非常信任和默契，我认为是非常值得信赖的，同时我也充分认同坚果派这项事业的理念，为中国的高端儿童教育去创新探索，这是一件特别有意义、有成就感的事情。当时公司发生了一些人事变动，这也是一个契机，让我不得不思考下一步，是否要继续这样的生活状态，还是要做一些从未尝试过的改变，追求自己真实的另一面。这份工作也带给我很大的成就感，我知道自己在做一件对社会很有意义的事情。

　　这是一个开放的很好玩的团队，有活力，健康，有凝聚力，团结在一起，做一些有意义的事情。虽然从前的工作积累了很多公司培训经验，但毕竟没有带团经历，压力还是很大的，尽管结束之后很疲惫，但是过程中我们一起遇到问题、解决问题，耐心而负责地处理了很多突发状况，最后客户满意度非常高，那种由心而生的喜悦感是难以忘怀的。最难忘的经历是夜游植物园。当时是深夜，天很黑，萤火虫就在我们身边，四周静悄悄的，什么声音都没有，太美好了。还有暗夜独行，我们每个人包括孩子们，都独自走过一段 60 米左右的黑暗小路，感觉与大自然无比亲近，内心得到了最大释放，与自己的心灵进行对话。"

也许正如她所说，天使和坚果派改变了她，释放了她的真我，现在的夏冰已经颠覆了我之前对她的全部印象，朋友圈里每天各种晒美照、晒美食，是一个热爱生活、爱美爱晒、活泼，有时候还有点二的女神，用坚果派另一有趣员工的话来说，坚果派只是副业，每天打扮 P 图才是她的主业呀。

2. 丁丁：我不是一个好妈妈，但我是一个让儿子自豪的妈妈

丁丁跟很多传统家庭的妈妈不太一样，这种不一样体现在，跟她的对话中我总感觉她在家庭中更多地扮演了爸爸的角色，她总是一副风风火火的样子，感觉任何事情都难不倒她，从未见她流泪或者脆弱的时刻，永远乐观，永远坚强，永远幽默，永远正能量。每一个女人都有自己当妈妈的方式，丁丁的方式是，成为儿子的榜样。安心在家的妈妈，追寻理想的妈妈，都可以是孩子的好榜样。

当妈妈三年半，从一个意外怀孕抗拒带娃的妈妈转换为关注宝宝和家庭的职场妈妈，我的心态伴随着孩子的成长也发生了巨大的改变。我

在婚礼后第三天发现自己怀孕了，当时脑子很混乱，觉得天都要塌下来了，我自己还是一个23岁少不更事的小女孩，怎么去承担对这个生命的责任？但在家人的鼓励和支持下，我还是生下了我的宝宝，也是我人生中的第一个爱情结晶。月子里就遭遇公公癌症病重住院，父母又不在北京，很快我就自己开始照顾自己和孩子，我还没坐完月子就出门买菜了，现在身体也还可以，所以对于那些月子教条，我向来是不信的。产假休完，我果断重回职场，虽然面临着和孩子的分离，我还是毅然选择工作，不知从何时起，在北京这座城市我学会了坚强和放下，那些悲悲戚戚的眼泪并不能让你成为一个强大的母亲，没有强大的家庭后盾，你的孩子在成长过程中将面临更多的困境，想到这些，我不仅更加努力投身于工作，还对自己的职业做了明确的规划，并把买房买车这些我曾经嗤之以鼻的东西放在了我的人生规划里。重返职场、考MBA、尝试创业，我一步步去挑战自己的极限，也希望通过我的行动为孩子树立起一个好的榜样，我向来不喜欢把自己的梦想留给下一代去实现，如果我想做，那么我当下就去做！这也成了我的教育理念：你想要孩子成为什么样的人，你就先成为那样的人。在人生最忙碌的一年里，我兼顾着工作、MBA学业和家庭三方面的事情，虽然总是顾此失彼，天平总是不断打破平衡，但是爱人的支持给了我很大的空间和动力，甚至看着他的无私付出，让我意识到之前自己抗拒带孩子的自私。我开始慢慢转型，更多地参与到家庭角色中去，虽然很疲惫，但孩子每一个好习惯的养成，每一次心智的成长，都能给我带来巨大的成就感。我并不觉得自己是个好妈妈，但我有足够自信，我是一个可以让我儿子为之自豪的妈妈！养育孩子这件事情改写了我的人生，其中各种酸甜苦辣，但最终让我蜕变为一个有担当、负责任的人，这是我对这份经历最大的感恩。

3. 小桐：我不后悔成为全职妈妈

认识小桐很多很多年了，初识她那会我们都还年轻，为着自己小小的感情生活流泪喝酒，小桐在我心目中一直是个时尚小美女的形象，带着些许90后的炫酷和大小姐气场。中间好几年我们因为工作繁忙都没有联系，几年后我们分别嫁人生子，再见到她时我已经认不出来了。我从没有想到过，当初那么爱自由的玩改装车的小姑娘出落成一个会给宝宝做各种辅食美味、独立带宝宝的浑身散发着母爱的新妈妈，她坚强了很多，也成熟了很多，虽然也丰腴了一些，但仍然是个美女妈妈。成为妈妈这件事，的确是每个女人生命的第二道门，你永远不知道你的第二人生会有什么精彩。看着她，我知道她付出了很多，也改变了很多，而所有这一切都是因为那个小小的"她"，想到这里，我非常感动。

我有一个女儿，而我是一个全职妈妈。以前从来没有想过自己会当妈妈，且又那么早就当妈妈！总觉得我还年轻要玩够了才行。谁知这个孩子来得突然，而自己又不懂事觉得好玩，不就是个孩子吗，没想太多便毅然而然地要了！起初怀孕很辛苦，吐得厉害，好多朋友都说："赶快多多享受这自由的时间吧！"而我不以为然。孕期生活每天除了吃就是睡，大概再也没有比这更幸福的事儿了。她比预产期来得晚一些，听很多人说顺产对孩子最好，我便决心顺产。我每天散步爬楼梯就是希望到时候能轻松顺产。殊不知现实远没有想象得美好。我经历了顺转剖，即使这样我也还是乐在其中。当孩子出生后，我经历了短短的小幸福后，自己带娃的生活就慢慢开始了。自由的生活没有了，取而代之的是每天夜里无限循环地起床喂奶，拍隔，换尿布，再喂奶，再拍嗝，再换尿布。夜里睡不好，白天也睡不着。除了照顾孩子、喂奶、洗衣服、做家务，就是研究辅食，总想给她最好的。小小的失落感一天天加重，情绪和脾气也开始变坏，更多的却是抱怨。但是，慢慢地，随着她一天天长大，我们接触的时间也一天天增加，我开始习惯这种生活，爱上了有她陪伴的日子。尽管育儿生活这样辛苦，尽管没有睡过一个整夜觉，尽管自己的身材发生了翻天覆地的变化，尽管我是那么渴望自由，可我看到她还是觉得幸福，也许这就是母爱的天性吧。从来没有想过自己会为了这个小小人完全改变。当她第一次哭，第一次笑，第一次长牙，第一次叫妈妈，第一次给她添加辅食，第一次坐起来，第一次走路……好多好多的第一次，每每想来我都会觉得幸福，感觉所有的辛苦付出都是值得的。只有我和老公两个人的话就体会不到这种血浓于水的亲子之爱了，孩子是我们生命里最大的未知，而这正是我们那些卑微和坚韧的希望所在。我并没有为了放弃事业做一个全职妈妈而后悔。

4. Cindy Liu：宝宝让我成为更好的自己

记得电视台采访张艾嘉时，她说，一个人5岁之前都记不住自己做过什么，因此养育一个孩子就如同重生一般有意义，所以她从来不后悔自己的未婚生子。

看到这里，很佩服她未婚生子的勇气，也感谢自己能够在而立之年拥有了自己的宝贝，让我也有了重生一般的感觉。

说起自己的过去，应该算是个幸运的学渣。从小在父母的庇护下成长，父母有心把我培养成金凤凰，让我学习乐器、学习画画，又把我送到重点中学读书。怎奈我本就是个毅力不足，又不爱学习的孩子，什么特长都没学会，勉强考上了本市最普通的大学。幸运的是毕业后找到了还算不错的工作。但因为从小散漫惯了，不求上进，因此毕业九年后，我仍旧在原地踏步，工作没什么动力和方向。

就在我迷茫、踌躇不前想要换工作的时候，我的宝贝开始在我的身体里孕育成长，我也就打消了换工作的念头，而更有了好吃懒做的借口。9 个多月的孕育，终于等来了我的宝贝的降生。而我也从 102 斤的苗条少女，变成了 150 斤的大胖子。这一年，我刚满 30 岁。看着这个漂亮的天使般的小家伙，我突然觉得自己不是个好妈妈。回想过去的自己，30 年来从未做过什么成功的事情，我真的不想在将来宝贝考大学、找工作的时候，用毫无说服力的语言来告诉他应该怎么做。我看着镜子中的自己，仿佛看到了几十年过后，那个身材走形、没什么追求，仍然在基层岗位工作的老年妇女。所以，经过产假期间的深思熟虑，我决定了一件事，我要考 MBA！而且要考一所好学校，我要做个有理想、有追求的妈妈！

口号喊得简单，真正实施起来才知道难度并不小。我已经毕业九年，那些简单的初中数学题在我眼里都变得像天书一样难，英语单词不认识，中文的逻辑题也读不懂。虽然工作不忙，但每天朝九晚六的工作也没什么时间看书。回到家还要陪小家伙玩耍、洗澡、哄睡。再看看考那所学校的成功率，低得让我在脑海里忽闪了"放弃"两个字。可是，这一次的我，马上告诉自己不可以放弃，因为我知道，自己已然从小女孩成长为母亲，我的一举一动、一言一行都会给宝贝造成很深的影响，就算他现在还很小，记不住什么，但是我做任何事，都可能会被他效仿。

MBA 考试需要经过面试、笔试、复试等烦琐的过程，历时整整一年。

而这一年来，我不再有踌躇，不再有"放弃"的想法，我停止所有的娱乐活动、在公司偷着看书、当同事们午饭闲聊时，我默默地退回到自己的工位上做数学题，晚上陪宝贝哄睡结束后我再学习到 12 点，周末去补习班上课。我唯一想的就是，我要努力，我要给孩子做榜样。这期间还有三件让我高兴的事，就是我成功瘦回孕前的体重，通过了驾照考试（可想而知，以前的我有多懒，连开车都懒得学），还有坚持给宝贝记日记。这本日记，已经记录了整整两年，满满地承载着全家人对他的爱，他的每一个成长瞬间，都在日记里一一呈现。我希望这个习惯会一直坚持到宝贝十八岁，待他成人礼那天送给他。让他看到自己是怎样长大的，也能看到，作为母亲的我，是如何蜕变得更好的。

我从来都是个得过且过的人，还曾以人生须尽欢为由告诉自己不去努力。而当我的宝贝降生后，为人母的责任感让我及时反省到父母的言行对孩子起着何等重要的作用，我的所作所为，一定会对他产生潜移默化的影响。

如今，宝贝已经两岁，两岁的他就可以完整地背下来《三字经》的前十段，《托马斯和他朋友的故事》是他最喜欢的一套书，他能说出里面好多人物的名字。当我看书的时候，他也和我一样，在旁边跟着看。我相信，这一定是他耳濡目染的结果。在 MBA 备考期间，每次不能陪他玩的时候，姥姥都会和他说，妈妈去看书了。所以现在问起他，他都会说自己也喜欢看书。

谢谢你，我的宝贝。是你让我实现了成为研究生的梦想，让我学会了坚持不懈就会有收获，让我真的成了更好的自己。

（赵馨蒂，32 岁，原著名外企政府事务部就职，现就读于中国人民大学国际 MBA 班。喜欢爵士舞、钢琴、主持、读书，虽然样样不精，但也能勉强称为文艺小青年，自从角色转变为母亲后，人人称之为文艺辣妈。最大的优势就是能够及时将压力和烦躁排遣，所以在她的身上总是会无时无刻感受到阳光的温暖气息。）

5. 睡睡睡：美洲大陆的牵牛花

说实话，当猫小弟到来的时候，我还没有准备好。

彼时我刚从纽约回来，半年时间，除了 K 掉功课，还顺便把美国东西海岸蹂躏了个遍。玩 high 了，即便回来了也大有"世界那么大，我要再出发"的兴头，恨不得把世界上那些美好的城市，什么东京、巴黎、伦敦、罗马、巴塞罗那……挨个儿都住上半年。然而还没等我回过神来，吧唧一声，我就英勇中弹了，"环住世界"的梦想直接被扼杀在了土壤里。

我一直怀疑这是猫叔精心策划的阴谋，无奈他抵死不承认还一脸正气地指责我太腹黑。不过事已至此，生还是要生的。要么就不做，要做就做好，哪怕这事儿是半路上冒出来的。于是我就这样当了妈，翻开了我人生中激流汹涌的新一页。

很快我就开始了漫长的纠结抑郁期。原本的事业发展计划和旅行安排都只能作废，忽然间就没法前往你想去很久、踌躇满志而且正要动身的地点；重度咖啡依赖患者被勒令不能喝咖啡，虽然依旧忍不住偷喝但只要一被看到端起杯子就会被念"紧箍咒"；在纽约买回来的漂亮衣裙全都不能穿，实事求是的唯物主义者对着镜子实在没有办法承认长胖十斤大腹便便是一种美，即便那景象充满了母性的光辉……再后来猫小弟出生了，为了喂奶每天勉强自己喝下大碗汤水，被绑在家哪儿也不能去，上个卫生间洗个澡都要掐时间，每天蓬头垢面，T恤被奶水滴湿一大片连自己都嫌弃得不想多看自己一眼，深夜里无数次娃号啕大哭怎么也哄不好，困得要命恨不得把娃塞回肚子……，阿姨把闹个不停的娃往你怀里一放说"娃饿了"，你就得把衣服一掀，恍惚间都觉得自己只是个喂奶机器，完全不见了当年那个伪文艺青年矫情什么个人意志和尊严……再大一点又有新的问题，不喝牛奶，爱挑辅食，爱爬高，每天乐此不疲地把椅子推倒，把饭倒在餐桌上，24小时粘人，学会反抗……永远都有新的问题需要想、新的事情需要做。当妈妈的终于体会到，什么叫作"不归路"。那些单身时代的无忧无虑，那些二人世界的旖旎浪漫，从此怕是再也回不去了。

现在猫小弟已经两岁多了，依然淘气、鸡贼、敏感、粘人。依然不爱喝牛奶、不爱吃肉蛋，让我担心他的个子。依然会在发脾气时把书丢一地。而我虽然有时候也仍然抓狂，但更多的时候，我开始变得淡定。我仍然喝很多咖啡。我也去旅行，只是再也没有超过10天。我尽量不加班，但偶尔也会回家很晚。我还是不太会做饭，没能把做辅食的技能磨炼出来，可是我会讲故事。我始终也没能去做当年回国时想做的事，始终也没能成为当时想成为的人。想到这一点的时候，我会伤感，怅然若失，但我也开始学会享受并感恩现在生活的样子。而且，我开始领悟并且相信，只要你没有忘记你的目标，只要你不断地向你的目标靠近，哪怕节奏缓慢，也许有生之年，总有一天，你能做到。

当回过头去看这三年半来的生活，我想，在曾经的那些纠结、抑郁、挣扎之间，我学会的最重要的一件事，就是"接纳"吧。不仅仅是接纳有孩子这件事本身，还包括，接纳事情的发生是在计划和预料之外，接纳意外的事会更改你的人生道路，会对你的未来产生可能永远也无法改变的影响，接纳你可能永远都到不了你曾经想去的地方，要去印度的船可能一不小心开到了美洲新大陆。接纳还包括，接纳你的孩子本身的样子，不期待他像"别人家的孩子"听话、懂事、讲礼貌，自己穿衣吃饭，两岁认得 100 个单词、能背 50 首唐诗；接纳他的笑，也接纳他的哭，接纳他对你的依赖和爱，也接纳他的纠缠和你眼中的"无理取闹"。还有，接纳你自己本身的样子，不期待自己像"别人家的妈妈"那样文能烹饪、烘焙、绣花、做漂亮手工，武能健身、跑步、搬家、修下水马桶，有的还不耽误加班、出差、创业、投资，接纳自己的能力有限，接纳自己远非完美，接纳自己有时候会情绪低落只想逃避，也接纳自己在没有办法平衡的时刻做出的每个选择。

猫小弟的到来和成长，让我更加尊重生命和世界的神秘，宇宙有其运行的内在规律和节奏，我们能做的只是跟着它的节奏选择聆听或起舞。如果你的船去不了印度，那就在美洲大陆好好生活下去。如果你想种向日葵，而阴差阳错播下的种子长出来是牵牛花，那你就认真努力地种好这一片牵牛花。

其实，美洲大陆的牵牛花也很美。不是吗？

（睡睡睡，80 后，双子座，目前长居北京。爱看书，爱旅行，爱咖啡，爱发呆，爱看烧脑的电影。相信爱，相信宇宙间神秘力量的存在。常年混迹于移动互联网创业和医疗 IT 圈。）

6. 落落，26 岁，射手 &A 型结合体，THU（清华）土著，金融民工。

回想起过去这一年半的时间，我打心眼里感谢小天使的到来。在怀孕以前，我整个人都陷在工作的旋涡里，一会儿觉得怀才不遇上升太慢，一会儿又觉得压力太大没有个人生活，迷茫而沮丧。怀孕本来是计划外的事情，但是当我看到验孕棒上的两个道道的时候，反而一下子平静了。我要当妈妈了，我要经历怀孕生子这一堂人生必修课了，我身边将会常常围绕着一个肉嘟嘟的小东西，我要适应妈妈的角色，带着小家伙慢慢地成长。我开始丢掉了过去的焦躁，重新打理自己的生活。因为心中的天平更多地向宝宝倾斜，所以可以更加理性地看待工作中所面临的问题，看淡了过去放不下的得失之后，反而很多问题都豁然开朗。为了宝宝健康成长，我的饮食更注重健康，平常更注意锻炼，整个人的状态焕然一新。

我从来没有过辞掉工作的打算，于我而言，工作、家庭都是生命中重要的部分，只不过在不同的阶段会有不同的侧重。怀孕以后，我深入地反思自己的喜好、特长，同时为了将来更多地陪伴宝宝，决定逐步退出原有的销售工作。加上前期的积累，整个孕期的工作相对而言都比较轻松。在怀孕之前我已经通过了 MBA 全国联考，综合考虑自己的身体情况、工作状态，我决定正常入学。可能在别人看来，我很"彪悍"：工作、读书、生孩子，但是我自己知道这对我来说不是什么难题，我可以做到三者兼顾，同时非常享受这种充实。也可能就是因为我的这种轻松和自信，宝宝的出生非常顺利，自己产后恢复也很快。生完宝宝不到一个月我开始正常上课，正常产假之后立刻投入到工作、读书、带孩子的"连轴转"生活。

考虑到自己和老人的情况,我没有什么犹豫就选择了请育儿阿姨来照顾宝宝的生活起居。虽然中间也换过几次,但总体上请到的阿姨都是基本功过关并且心地善良。有老公的支持、婆婆的开明、阿姨的协助,我有更多的时间关注细节的育儿问题,有足够的精力完成工作与学习。我的时间大概是这样的:工作日,早上六点半起床陪宝宝玩,七点出门上班,下午五点到家带宝宝出门溜达,六点半回家喂辅食喂奶,八点左右宝宝入睡后去健身房,九点多回家洗澡休息。周六全天陪伴宝宝,周日上课以及跟同学聚会。看起来很忙碌,但是质量很高。宝宝的成长也很顺利,各项身体指标都比较好,动作发育还会比一般的宝宝快。看着宝宝一天天长大,会坐、会爬、会自己站起来,会咿咿呀呀地喊爸爸妈妈,我由衷地高兴。作为一个 80 后新妈妈,只有把工作与家庭规划好,并时刻保持一个积极愉悦的心情,才有资格给宝宝创造最好的成长环境,同时描绘自己最美的人生。

7. 刘天怜:每个人出生后就是他自己

刘天怜是我朋友圈里面小有名气的艺术家,我一直很好奇作为一名艺术家妈妈,与其他妈妈会有什么不同?于是去拜访了她在 798 的画室和家,跟她聊当妈这件事儿,期间几度话题无法继续下去,果然艺术家妈妈的思维就是先锋。她认为,有了孩子跟没孩子没有什么区别,日子该怎么过还是怎么过,妈妈们绝对不要为孩子牺牲自己,而要把自己的生活过好。

2013 年,我的乖格出生了,说实话生他之前我以为很简单,但是没想孩子这么难带，他吐奶、呛奶、黄疸等问题都特别严重，我们一家人一度陷入崩溃。

我不是一个全职妈妈，我的职业比较自由，自己做了个工作室画画。怀着乖格那一年我有一个很大的个人展览，所以我一直在为这个展览忙碌，甚至到生孩子的头一天都还在画画。我连一点育儿的书都没有看，心里想着生出来自然就会带了，没想到生出来之后这么多东西要学，所以在月子里才开始恶补育儿书籍。

我不算是个很有耐心和称职的妈妈，好多事情无意中和朋友聊起，她们都会睁大眼睛看着我说："天怜，你怎么这样？"确实，我因为怕痛没有给儿子喂奶，都是用吸奶器。我感觉他从小喝奶瓶变得很懒，因为用奶瓶根本不费劲。我也因为想快点回北京投入画画，拼命存奶，后来急着谈一个展览，在他 3 个月的时候就抛下他回北京，把他留给姥姥照顾。有时候我也觉得自己的确很自私。在乖格一岁以内，我平均一个半月回一次汕头看他，在家带娃的日子会过得特别的漫长，一个星期就像一个月一样，不知道别的妈妈有没有同感啊。

今年我下定决心把乖格接到北京身边自己带，经历了一些痛苦，刚来北京的时候他不适应，每天趴在我工作室的玻璃门上撕心裂肺地哭，我和他爸没办法只能天天带他出去玩，逛街，串门，甚至只要在车上兜圈都行。没过多久他爸和他都发烧了，奶奶也来北京帮忙，但是一来也感冒发烧了，家里就剩我一个人没有生病，所以就要扛起整个家来照顾他们。所幸乖格很乖，发烧难受都不哭不闹，只是每天躺着看着窗外然后就睡着了。经过这些事情之后，儿子终于认我了，也开始亲近我。但是新的问题又来了，只要我一个人抱和陪。

这完全是背离我的理念的啊！我本打算送他上幼儿园，但大家都说他才这么小，1 岁 3 个月，我想说，我也是 1 岁 3 个月上的幼儿园，而且我已经会自己脱裤子上厕所了。我带着乖格看了好几家幼儿园，现在回头看看那时候他在幼儿园里无所事事转来转去的视频，还真是有点可怜。后来由于天顶盖没合拢，就放弃了让他上幼儿园的想法。

跟其他妈妈聊天的时候会发现我对儿子真的很大条，好几次弄得他受伤。朋友问我有没有给儿子定规则，我说我一个星期陪他两天哪来的规则。我在家陪他会很没有耐心，玩着玩着我就要干自己的事了。我总觉得家里不能以小孩为中心，每个人出生后就是他自己，他会有自己的人生观和自己的生活，我也有我自己的生活，我也不能放弃自己的生活。

最后的最后，跟大家分享下我自己的育儿观吧。3 岁之前，我希望每一个妈妈都要尽可能自己带孩子，如果做不到，就尽可能每天抽 2~3 小时高质量地陪伴孩子，与孩子进行互动，妈妈来主导和决定孩子的吃喝拉撒教育等方方面面，不要过度依赖老人和保姆，她们只能是辅助作用，可以将带娃以外的工作多交给她们。不过于娇惯和纵容孩子，平等对待孩子，不嘲笑孩子，温柔而坚定地引导孩子，相信孩子，多给孩子一些独立的空间，不干涉孩子的选择，只是给予帮助。

一个创业新奶爸的自白

文 / 南宁

其实，根本不存在"商务奶爸"这个称号。因为商务人士根本就没有时间做奶爸，只能做到，有了孩子，再忙也要挤时间。这也是 2015 年 6 月刊《财经天下》采访的标题。

我儿子今年 2 岁了，起名字用了好久。我给他起了一个英文名，Nathaniel，就是上帝赐予的礼物的意思。因为我觉得，他就是上帝赐予我的礼物。

做一个"奶爸"

一切都在计划之中。在准备要孩子之前，我就跟全家人针对如何带孩子达成了一致，就是家里老人可以帮忙带孩子，但是孩子的教育和有关孩子的一切事项都由我们夫妻来决定，父母不参与意见。为了避免电视节目上的一个孩子引发的家庭血案发生。

儿子出生后，经历了短暂轻松的月嫂蜜月期之后，夜里所有的带孩子的琐事都由我和妻子来完成，白天的时候孩子的姥姥会来帮忙。每天晚上也成了我跟妻子的战斗时间。从 2 个月到一岁，每天晚上 Nate（Nathaniel 的简称）都会吃两次奶，换两到三次尿布，有时候会折腾三四次。由于白天不能在家陪伴 Nate 的成长，我只能选择晚上照顾的方式跟儿子沟通，基本上满月之后的所有夜里的工作，都是我来完成的，喂奶，换尿布。

Nate 出生之后，我的生活状态发生了很大的变化，没孩子的时候我在国企上班，每天朝九晚五，大把时间可以聚餐，唱歌，看电影和旅行。在妻子怀孕的时候，我刚好开始准备清华大学 MBA 的备考，孩子出生后开始创业，身兼新爸爸、创业者和学生多重身份，每天不断地调整自己的角色，挑战自己的时间和精力。但是绝大多数的时间都给了孩子。

作为一个互联网创业者，加班到深夜是常态，有一句玩笑说，如果没看过早上四点的北京，那你就算不上在创业。很长一段时间的状态是半夜回家，夜里带孩子，早起上班。每天靠四五杯咖啡提神坚持，但是我很开心。每天回到家看到 Nate 睡着的样子，都会自己不经意间笑出声来，因为实在是太可爱了。应该每一对父母都觉得自己的孩子是世界上最可爱的孩子吧。

渐渐地，Nate 会说话，会叫爸爸了，会问爸爸去哪了。我的公司离家里很近，每天都会尽量回家陪他吃晚饭，吃完晚饭陪他玩一会再回到公司继续加班，已经习惯了这样的生活节奏。周末会挤时间陪他去游乐园，出差会想跟他每天视频、发微信。每次遇到困难、不顺利的时候看到儿子，就觉得那些都不是困难了。随着 Nate 的表达越来越丰富，这种感觉也越来越强烈，总是觉得时间太快、太少。

爸爸去哪儿啊

有了儿子之后，现在人生的重心除了工作就是家庭，我跟妻子都喜欢自由自在的生活，以前总是每两三个月就会一起去旅行，有了孩子之后发现走不开了，一开始是因为需要母乳喂养，现在则是因为孩子长大了、懂事了，知道爸妈要离开自己身边难免会不开心，所以现在每逢长假时我们总想带着 Nate 一起去看世界。从 Nate 出生之后刚 7 个月大的时候就带他去了新加坡，去年年底还去了韩国、美国。带孩子出去玩，玩儿的成分很少，主题还是带孩子，但是这样的经历对孩子的成长和亲子关系的培养都很有帮助。作为一个父亲，未来最想听到的不是"爸爸去哪儿了"，而是"爸爸去哪儿啊"。

Nate 就是我的精神寄托，就是我前进路上最亮的星，一直在我心里。

你很忙，但这些是爸爸必须做的

1. 和孩子一起打球，进行户外运动。多带他们进行如骑马、打球、射击这样兼具技巧性与冒险精神的户外运动。有些快乐只有父亲才能给予。

2. 加入孩子们的交际圈。了解孩子的朋友圈，并且与他的朋友们迅速打成一片。因为优秀而富有魅力的家长，绝对能帮助孩子成为小小交际圈的核心人物。

3. 倾听成长中的烦恼。比起母亲，孩子们往往更愿意跟父亲倾吐与情感相关的各种问题，儿子会认为父亲更加理解自己，而女儿在情感上则本能地更贴近父亲。

出差时别忘了给孩子带礼物

1. 具有当地特色和异国风情的纪念物。这不仅是一份礼物，更是交流的好契机：顺便讲讲你在当地的新奇见闻或冒险经历，让孩子大开眼界。

2. 手办模型。一套既能开动脑筋又极具可玩性的拼装手办，绝对比普通的毛绒玩具更能吸引孩子。

3. 偶像签名、球队纪念品。如果你真能搞到，他（她）一定会第一时间把你奉为英雄。

一个单品"搞定"孩子

很多繁忙的商务奶爸都会给孩子准备一只"火火兔"，这是一个兔子造型的播放器，它的耳朵是软的，会发光，不仅可以放儿歌，还可以录你说过的话，当你不在孩子身边的时候放给他（她）听。比起毛绒玩具、床头灯之类的玩具，会唱儿歌的火火兔显然更受孩子们的欢迎。不久之后，你就会发现，孩子哼的很多儿歌都是从火火兔里听来的。

建立奖惩制度

孩子的情绪往往很不稳定。一般来讲，孩子开始闹了只有两种原因，第一是饿了，第二是困了。除此之外的情绪都需要奖惩制度来干预，这也是培养亲子信任的漫长过程。我们告诉孩子要跟叔叔阿姨打招呼、跟其他小朋友分享玩具。孩子做得好的话父母应该鼓励，甚至可以家里藏着很多小玩具当作给他（她）的惊喜奖励。不乖的话，就单独拉到房间里教育。

形成良好的生活习惯

一般来说，孩子必须在 10 点准时上床。爸爸则可以先把孩子哄睡着，然后安心工作一会儿。不如定下这样的规矩：9 点必须洗澡、9 点半必须躺在床上。即使他不困或者不想睡，也必须躺到床上。长此以往，习惯之后，就能养成自觉自律的意识。

（作者简介：南宁，清华大学－麻省理工学院双学位、MBA，北京宜邻科技有限公司创始人，比特海洋（北京）科技发展有限公司创始人。目前专注于移动社交领域，开发的基于位置游戏化社交应用"拼啦"已于 2015 年 4 月获得百万美金的天使投资。曾带领比特海洋团队开发了中国第一比特币 ATM 机，致力于推广数字货币在中国和全球的发展。）

天使和坚果派的故事

文 / 陈蓉

前几天发出了"天使和坚果派"的微信后，朋友们纷纷发来微信祝贺，表示有兴趣，也表示很晕，不知道这是个什么事，怎么参与。大家的第一反应是"Angel 创业了？好，意料之中！什么？儿童培训？不是互联网？意料之外！"

我想，还是写点什么吧，一是致谢，承蒙朋友圈里的亲朋好友关注，二是交代一下，从头说说我想做什么，为什么选择这条路。

我还清楚地记得，正式递交辞职信是 2013 年 6 月 6 日。本来计划是扛到年底，没想要这么快。当天早上受了一点刺激，更深刻感觉不能再浪费时间了。回到座位上，十分钟内完成了冷静、客观的辞职信。放草稿箱里两个小时，期间开会吃饭去十楼、十一楼溜达了一圈，回来后还是不改初衷，就按下了发送键。

然后就开始惶惶不安地等待各级老板谈话的日子，一个月以后，大家都意识到，各种回复其实都无法真正回答我的问题。大家都尽力了，也无法挽回了，于是就各种情愿不情愿地确定了 9 月 5 日的最后时限。然后，就忽然之间没有什么邮件了。有点小不适应，但是很快就放下了。七月初小孩放暑假，我也破天荒第一次不带电脑和黑莓，带着他们去重庆、巴厘岛、云南，间或还北京周边游，足足两个月。九月中，又跟老公一起去东欧玩了十几天。将近二十年来，从来没有这么长时间的旅行，这么真正地放松过。开始问自己，我这二十年都干什么了？我想要过什么样的生活？？

回来后，找我的人很多，各种机会，每一个都有让人激动和兴奋的点。但很显然，我不能什么都做。我开始明白，策略，是决定不做什么。于是开始做减法。直到手里还有好几个怎么看都有意思的机会无法决定。我认为，人生下半场，有趣比有钱对我更重要。

这时候，有个事情直接刺激了我。开学一周后，我儿子幼儿园的班主任 Tina，一个非常负责任的热情的姑娘，不经意地跟我说"畅畅妈，畅畅这个暑假回来变化特别大，开朗了，爱笑了，喜欢跟其他小朋友玩了。"然后她期期艾艾地又说："其实，上个学期我们都还担心他有社交障碍呢！"我忽然想起，之前幼儿园的上课照片里，经常出现的景象就是，所有的小朋友围着老师在做游戏，而畅畅却一个人在教室的另一角玩自己的玩具，不时侧着眼睛瞟着那边做游戏的小朋友。我一直只当那是因为他年龄小。

那天晚上我失眠了。这两年来，他一直是白天幼儿园，晚上姥姥。能吃能睡，偶尔生点病。而我，基本上很少接送，也没时间参加家长会和幼儿园的活动。我从来没意识到畅畅可能会有这样的问题，也更没察觉到原来我们朝夕相对的这两个月，竟悄悄地改变了他。

越想越是一身冷汗。

这么多年来，我自己，包括我的父母，总是认为孩子要懂事，支持我们去拼搏事业，挣钱养家，为他们的未来打下坚实的基础。忙，是我永远的状态，也成了我缺席的借口。

前两年，出差特别多，每周几乎都在天上飞。经常会遇到星期一早上我要赶去机场，果果睡眼迷蒙地抱着我不让我走。姥爷很生气地说："你怎么那么不懂事！妈妈不工作怎么给你买好吃的！"果果就任性地说："我不要好吃的，我只要妈妈！"我站在家门口，进退两难，欲哭无泪。

每次给果果买漂亮裙子，她都并不是特别兴奋。对她来说，天天穿校服也无所谓。我有时特别疑惑，到底是她想穿漂亮裙子，还是我想看到她穿漂亮裙子？这是她的需求，还是为了弥补我自己的内疚？

可是，他们想要的是什么？作为一个妈妈，我能给孩子带来什么？身为我的孩子，他们能从我这里能得到的只是衣食无忧吗？

我开始问自己，什么对自己最重要？答案是显然的，家庭。跟孩子们在一起，总是让我无尽喜悦。

又问：我理想中的生活应该是什么样子？

答案：每天能接送他们，陪他们读书做作业，给他们洗澡，讲睡前故事，哄他们入睡。周末，天气好就去疯跑，天气不好就约同学"轰趴"。假期带他们到处走，国内国外，周游全世界。

再问：你想要他们成为什么样的人？

答案：成为他们自己想成为的人，而不是我希望他们成为的人。

再问：他们怎么才能成为自己想成为的人？

回答：他们一开始一定不会知道自己会喜欢什么，想成为什么样的人，所以我们要陪伴，帮助，支持他们发现自己的兴趣爱好和特长，找到自己想成为的样子，才能少走弯路。

再问：谁最适合带领他们做这件事情？

回答：学校？老师？私教？培训机构？长辈？还是我？

答案也是显然的，除了我自己，再无别人，也责无旁贷。

我开始从所谓高大上的专业服务公司的泥潭里跳出来，思考自己是不是能去创建一个真正的事业，而不再只是纸上谈兵？一个既可以陪孩子长大，引导他们成人，同时自己也很喜欢很享受的生意？

想想我自己。一个完全土生土长、毫无任何家庭背景和海外背景的人，凭借自己的资质、能力和勤奋，加上良好的机遇，成长为一个真正的国际化人才，我的这个故事本身就已经有足够的说服力。这二十多年来，我太懂得哪些是重要的思想和技能，以及什么会导致我们止步不前，什么才能支持我们走到最后。多年来和国际部队打交道，和全球最顶尖的商业领袖合作，也带领和培训过大量的本地优秀人才，和不同行业不同背景的本土企业家打过交道，代理商的职业让我有机会以相对客观的视角去观察和分析横跨多个行业和领域，从而能深切感受到不同教育体系和文化背景下所培养的人才的不同，东西方的价值观的差异。同时，频繁的全球出差和私人旅行，让我既作为服务商又作为客户亲身体验过国际标准的服务，"地主婆"的天性让我总能随时随地发掘出一个个新鲜刺激的享受体验。

我想，有这样一个既有国际化思维的，又有深厚的中国文化背景的，思想开放，懂得人性，智商高而情商更高的妈妈，才会是我的孩子在世为人的最大幸福。而更重要的是，我把这些都运用于他们，而不是运用于 PPT，他们更幸福，我的成就感更高，更长远来说，幼吾幼以及人之幼，以一己之力，不管最后能帮助多少家庭，已然是最大的福报了。

结合自己的爱好，这个商业模型已经呼之欲出了——带着孩子，行万里路，交八方友，读万卷书。

"坚果派"这个名字是我在从巴黎回北京的飞机上想出来的。之前做调研，看消费者调查，80 后、90 后被誉为"草莓一族"，印象很深。看似鲜艳，实则娇嫩易坏，需要小心呵护，这绝对不是我的孩子应该成为的样子。反其道而言，他们应该更坚强自立，思想活跃开放，任何环境下都能生存，就像一颗颗坚果。不管他们长大后选择什么样的生活，跟谁生活在一起，只要具有了坚果的能力，我们做父母的，也就释怀了。

团队的童鞋说，应该加上"天使"，既代表我自己，也意味着更多的父母。他们应该成为呵护引导和培育那颗独一无二的坚果的天使。

我想一想，也对。虽然有点长，但是比较别致，有童趣，那就这样吧。

"天使和坚果派"就成立了。

归根结底，这是一个为我的孩子和我自己做的生意，而正好又有很多想法一致的家庭非常认同我的观念，水到渠成，就变成了一个生意。

16 日凌晨我就飞巴厘岛，为第一次的坚果派绿色培训开始前期准备工作。19 日，我们在巴厘岛将迎来 17 个小坚果。敬请关注我们的坚果成长报道。

（作者简介：陈蓉，前奥美互动中国区总裁，天使和坚果派是陈蓉的一次小而美的商业尝试，想把在奥美时驾轻就熟的"培训"搬到孩子身上来，在父母和孩子携手旅游的过程中植入知识教育。公众微信号：Kidsbang）

儿时听过的那些儿歌

有一个地方只有我们知道，

有一种集体记忆只属于我们这一代。

80 后的新爸爸妈妈们，你们还记得这些熟悉的旋律吗？

作为一个 80 后新妈妈，

我希望能把我小时候听到的那些好听和对我有特殊意义的儿歌唱给我的宝宝听，教会他唱这些歌其实也是一种文化的传承，家的传承。

下面就由我为大家推荐两首我小时候最爱的儿歌吧～每一首儿歌的背后都有一个特别的故事！

1.《小白船》：这首儿歌是我儿时最爱的催眠曲，晚上躺在床上看着窗外皎洁的月光和漫天的星星，听着优美的旋律，畅想着美好的外太空和那些迷人的传说，这歌词里面还藏着一些古老的典故呢！

小白船，朝鲜童谣，朝鲜语为（直译为"半月"），由朝鲜半岛著名作曲家尹克荣于 1924 年作词、作曲，曾被译成中日两国语言，并在中国与朝鲜半岛广为流传。1950 年被译成中文传入中国，最初收在解放初出版的《外国名歌 300 首》中。此曲旋律优美，在韩国一般都当作安魂曲使用，而在中国则是著名儿歌。被誉为"东方圣歌"。

　　歌词描述了孩子们对神秘宇宙的想象和探求的愿望，反映了孩子们对美好世界的追求。这首歌曲调优美，节奏宽广舒展，三拍子韵律鲜明，描绘了月亮在夜空中荡漾的生动形象和美好的神奇意境。歌曲旋律平稳，宁静，歌曲结尾部分把旋律推向高潮，随后又渐渐回到宁静安谧的气氛。

　　蓝蓝的天空银河里

　　有只小白船

　　船上有棵桂花树

　　白兔在游玩

　　桨儿桨儿看不见

　　船上也没帆

　　飘呀飘呀飘向西天

　　渡过那条银河水

　　走向云彩国

　　走过那个云彩国

　　再向哪儿去

　　在那遥远的地方

　　闪着金光

　　晨星是灯塔

　　照呀照得亮

　　晨星是灯塔

　　照呀照得亮

2.《豆豆龙》：相信所有80后的爸爸妈妈，都曾经听着小魔女范晓萱的音乐长大，"人人心中都有豆豆龙 童年就永远不会消失"，这样熟悉的歌词和旋律仿佛让我们都回到了童年。其实这首歌是日本导演宫崎骏电影《豆豆龙》的主题曲，大师久石让的作品，收录在《小魔女的魔法书》这张专辑里，这张专辑里还有很多好听的歌哦，而且mv里还有范晓萱亲自教小朋友跳舞呢。不是80后的话，又怎会知道，原来范晓萱是唱儿歌出道的呢。

豆豆龙 豆豆龙

豆豆龙 豆豆龙

伸开双手 我就是风

梦是世界最最不同的时空

心的海洋 爱的山峰

是你说的 人都不同

是你教我成长的感动

闭上眼睛随着你 飞向天空

我最爱的 豆豆龙 豆豆龙

豆豆龙 豆豆龙

世界什么都有

只要你愿意自由感受

我最爱的 豆豆龙 豆豆龙

豆豆龙 豆豆龙

人人心中都有豆豆龙

童年就永远不会消失

爱是最美的拥有

伸开双手 我就是风

梦是世界最最不同的时空

心的海洋 爱的山峰

是你说的 人都不同

是你教我成长的感动

闭上眼睛随着你 飞向天空

我最爱的 豆豆龙 豆豆龙

豆豆龙 豆豆龙

世界什么都有

只要你愿意自由感受

我最爱的 豆豆龙 豆豆龙

豆豆龙 豆豆龙

人人心中都有豆豆龙

童年就永远不会消失

爱是最美的拥有

豆豆龙 豆豆龙

豆豆龙 豆豆龙

世界什么都有

只要你愿意自由感受

我最爱的 豆豆龙 豆豆龙

豆豆龙 豆豆龙

人人心中都有豆豆龙

童年就永远不会消失

爱是最美的拥有

豆豆龙 豆豆龙

豆豆龙 豆豆龙

世界什么都有

只要你愿意自由感受

我最爱的 豆豆龙 豆豆龙

豆豆龙 豆豆龙

人人心中都有豆豆龙

童年就永远不会消失

爱是最美的拥有

3.《听妈妈讲那过去的事情》：小时候最快乐的事情莫过于坐在爸爸妈妈身边听他们讲故事，不是童话，也不是别人的故事，而是他们自己的故事，记忆里我的爷爷奶奶也特别喜欢讲以前的故事，因此我才知道了好多战争年代的事情，这些历史都不应该被忘记！80 后的爸爸妈妈们，你们也可以把你们经历的故事，讲给你们的宝宝听哦，这也是一种爱的教育、家的传承呢。

月亮在白莲花般的云朵里穿行

晚风吹来一阵阵快乐的歌声

我们坐在高高的谷堆旁边

听妈妈讲那过去的事情

我们坐在高高的谷堆旁边

听妈妈讲那过去的事情

那时候，妈妈没有土地

全部生活都在两只手上

汗水流在地主火热的田野里

妈妈却吃着野菜和谷糠

冬天的风雪狼一样嚎叫

妈妈却穿着破烂的单衣裳

她去给地主缝一件狐皮长袍

又冷又饿跌倒在雪地上

经过了多少苦难的岁月

妈妈才盼到今天的好光景

月亮在白莲花般的云朵里穿行

晚风吹来一阵阵快乐的歌声

我们坐在高高的谷堆旁边

听妈妈讲那过去的事情

我们坐在高高的谷堆旁边

听妈妈讲那过去的事情

主题：80 后动画片主题曲——那些年我们追过的动画片儿

黑猫警长、雪娃娃、海尔兄弟、葫芦娃、蓝精灵、花仙子……爸爸妈妈们，还记得我们小时候追过的那些动画片吗？儿时我最爱的频道是 CCTV 少儿频道，最爱的节目是《大风车》，而这些动画片的主题曲同时也深深地印在了我的脑海里，现在还经常唱给我的宝宝听呢。同样，这些经典的动画片不仅让我痴迷，还教会了我很多道理，也推荐给宝宝哦。

1. 舒克贝塔：舒克和贝塔是童话大王郑渊洁笔下最著名的童话形象，舒克和贝塔伴随了几代人的成长，后被上海美术电影制片厂拍摄成了动画片。小老鼠舒克出生在一个名声非常不好的老鼠家庭，一生下来就注定背上了"小偷"的罪名。舒克不愿意当小偷，于是，他决定离开家，开着直升机到外面去闯闯，用自己的劳动来换取食物。贝塔也是一只小老鼠，从他降生的那天开始，就有一个可怕的影子始终跟踪着。那影子就是小花猫咪丽。贝塔不愿饿死，他得想办法活下去。后来，贝塔当上了坦克兵，击败了咪丽。他决心去寻找属于自己的生活，去一个没有猫的地方。机缘巧合，舒克认识了贝塔，两只小老鼠不打不相识，很快成了好朋友！他们又认识了一个小男孩——皮皮鲁。在皮皮鲁的帮助下，舒克和贝塔创立了舒克贝塔航空公司，为更多的小动物们服务。航空公司的运行也不是一帆风顺，海盗总是三番五次地来给他们捣乱，机智勇敢的舒克和贝塔最终战胜了海盗，让小动物们都过上了快乐平静的生活。

2. 小邋遢：这首歌是电影《邋遢大王历险记》的主题曲，27 年前，作为中国第一部动画电视系列片《邋遢大王奇遇记》，让大家认识了片中这个不爱干净又贪玩的"邋遢大王"，那首耳熟能详、朗朗上口的主题曲，在现在的传唱度依然很高——

"小邋遢，真呀真邋遢！邋遢大王就是他，人叫他小邋遢！

小邋遢，真呀真邋遢！

邋遢大王就是他，没人喜欢他！

忽然有一天，小邋遢变了，

邋遢大王他不邋遢，我们大家喜欢他！"

还有那句："不干不净吃了没病"至今是大家玩笑时的口头禅，这部"邋遢大王"与小伙伴误闯"地下老鼠王国"的故事定格成一代中国 80 后的集体回忆。

到现在，培养宝宝好的生活习惯时，我还会唱这首歌逗他呢。

3. 稍息立正站好：这首歌是动画片《小丸子》的主题曲，而小丸子是我最爱的卡通人物，没有之一！一直觉得小丸子一家的生活很幸福，爷爷慈祥又可爱，妈妈虽然 嗦可是很亲切！虽然成长中有这样那样的烦恼，但每一个平凡的我们就像小丸子一样偶尔烦恼，大部分时间都是乐观积极地生活！

下定决心　把缺点打倒

不怕跌倒　信心最重要

我们都是这样长大

4. 阿童木之歌：小时候看过很多经典的日本动画片，一休哥、机器猫、小丸子、灌篮高手、美少女战士、名侦探柯南……当然也包括这一首《阿童木之歌》，这是日本动画片《铁臂阿童木》的主题曲，这部动画片讲了一个日本机器人阿童木的一系列历险故事，最终正直善良的阿童木战胜了邪恶。

新妈妈必备尖货清单

相信所有妈妈都希望能一站式打包购物，因为时间真的真的太宝贵了！而又没有一个万金油品牌，什么东西都可以买他们家，小朋友需要买的东西太多太多，很多专属宝宝，生之前闻所未闻，因此货比三家求性价比最高、参考其他妈妈的意见经验还要海淘代购的功夫少不了。这些活动我基本上都是夜里等宝宝睡了以后躺床上手机购物，所以之前看过一个报告，说当妈的基本上都是 12 点以后集中上网，而且是移动端，还是很有依据哈。

1. 美国水宝宝防水防晒喷雾

水宝宝是美国平民品牌，专门针对婴幼儿研发。

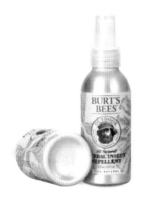

2. 美国小蜜蜂天然香茅驱蚊液

三岁前不太敢给宝宝用紫草膏，就买了小蜜蜂的天然香茅驱蚊液，夏日出行必备法宝，喷一次大概管半小时，但不建议使用太频繁，也就是出行时喷一下。

3. 加拿大 Ddrops 维生素 D 滴液

给宝宝补钙的同时也要记得给宝宝补充 VD 哦，帮助促进钙的吸收，每天上午来一滴，好方便。

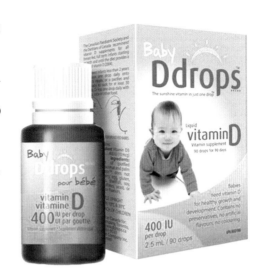

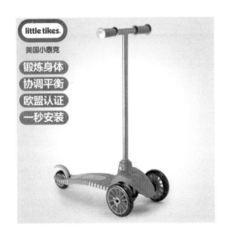

4. 美国 LittleTikes 滑板车

之前买过各种，这个品牌质量好，而且是重力转向，宝宝超级喜欢，还自己发明了各种动作呢。

5. 美国 Nuby 学饮杯

造型可爱，宝宝最爱。拥有一款好的吸管杯是宝宝学喝水的第一步。

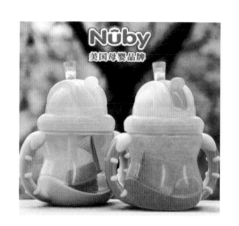

6. 好孩子便携式餐椅

对比过所有餐椅后，决定还是买一个便携式的，既方便携带，折叠后放置也不占地方，而且出游也变成可能。非便携式餐椅容易倾斜导致宝宝受伤，这种便携式餐椅还可以放在地上，宝宝就不会容易摔伤啦。

7. 英国 Osteocare 液体钙或者美国 Childlife

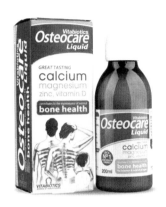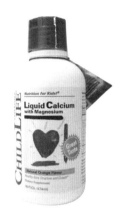

虽然都是橙味，但我更喜欢前者的香味，似乎更清新，也更甜，宝宝更喜欢，当然价格也更贵。每天晚上配合 VD 吃，一直给宝宝吃到三岁。

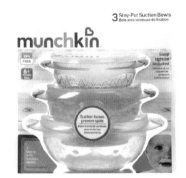

8. 美国 Munchkin 麦肯奇婴儿餐具吸盘碗和硅胶勺都用他们家，颜色五彩缤纷，各种尺寸不一，配合着各种不同的食物，宝宝特别喜欢。

9. 匈牙利 MECSEK 有机发奶茶

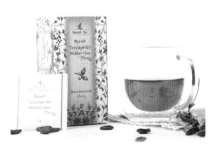

初回职场，回奶特别严重，为此喝过各种催奶茶，发现这款略微有些效果，也不知道是否心理作用。

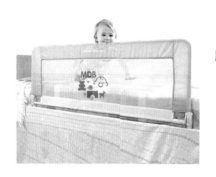

10. 美国 MDB 儿童床护栏

虽然这个品牌是个冒牌的美国品牌，但质量和造型设计还算不错。

11. 英国 INFACOL 治疗婴儿肠绞痛

看了西尔斯亲密育儿法才知道为什么四个月的时候宝宝每晚哭闹不止，连续好几个小时，令我彻夜难眠，心情急躁又影响休息，也影响下奶。

原来是因为婴儿常见的肠绞痛，几乎所有婴儿都可能会得，唯一能够缓解的是妈妈的安抚和西甲硅油，于是买了这个品牌，自从使用后，宝宝虽然肠绞痛没法完全解决，但至少宝宝没有那么痛苦，我稍加安抚便能安静下来，也终于熬过 6 个月肠绞痛自行消失了。

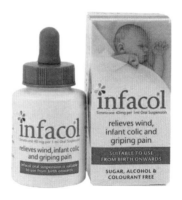

12. Water Wow 宝宝画板

可以无限次重复使用的画板，无须宝宝会画画，只需要一点水，就能轻松学会上色，培养宝宝对色彩的感觉。

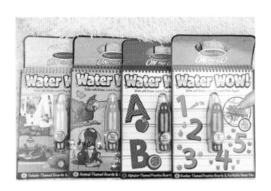

13. 风火轮小汽车模型

风火轮小汽车有各种系列，造型小巧，质量中上，适合年龄较小的宝宝玩。

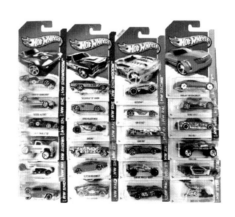

14.宜家宝宝衣架

宜家有很多宝宝用
的东西实用又实惠，宝
宝衣架就是其中之一，
实木制作质量过硬，尺
寸也刚刚好。

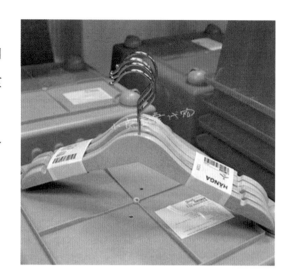

这些你就不用买了：

1.学步带

虽然我也给宝宝买了，但因为宝宝学步很快，基本没用上。还好没
有使用，因为据我观察，使用过的宝宝走路姿势都有点奇怪，很像一个
劲往前冲、站不太稳的感觉。

2.宝宝洗衣机

一开始觉得宝宝的衣物要分开洗会比较卫生，但买到家里来才发现
只是一个缩小版的入门级洗衣机而已，功能不强，但是特别占地方，宝
宝也用不了几年，实在没有必要，就二手处理了。

3. 宝宝辅食机

也是走了弯路，买了以后发现宝宝每天吃的辅食量太小了，只需要买一副辅食研磨器就足够应对，用辅食机制作不仅流程更加麻烦，清洗起来更痛苦，而且如果洗不干净的话，宝宝就容易感染细菌。而且辅食阶段没有多久，强烈建议不购买。

4. BB 煲

同上，买个好点的砂锅或者陶瓷锅就够啦。

5. 宝宝摇椅

不建议购买的原因是，宝宝使用不了几个月就淘汰，价格昂贵又占地方，而且宝宝 1 岁以前不建议剧烈摇晃，容易对脑部造成伤害。

离婚日记：一封来自读者的信

各位好：

说来默默关注这个公众号也快 1 年了，很多文章都给我等迷糊的人以警醒，但总归不是针对我的症状。至此也想说说我的故事，请活得精彩的女子们给想活得更随心随性的我些善意的指点。

智囊团二月的主题是 What would you do if you are not afraid? 关于这个问题，感触良多，和 If you would die tomorrow, what will you do？类似，其实永远只能是个假设。对这个问题，很久以来我的答案就是奔向那个人，但因为知道只是假设，所以从来都讳莫如深，不闻不问，大有老死不相往来的决绝。

我，1983 年生农村姑娘，家中排行老二，有着天下所有老二"爹不疼娘不爱"的无奈。幸而有宠我上天的姑妈一家，以致混迹于城市期间不时为误认为是独生女；我算得上好强，学习成绩一直比较好，2005 年浙大（以母校为荣 ^_^）毕业后也找到了一份很好的工作，能到冬天也不冷的南方，永远摆脱冻疮的折磨；有一份中上水平的收入，帮着家里还清了债务；还让我遇上了我命中注定的他，有几乎完美的恋爱经历，也终于修成正果，有别样的电影般的婚礼，和无数对未来的憧憬……

"对未来再多的期许也敌不过命运一次不怀好意的恶作剧。"想想说得真在理，2011年2月的结婚周年纪念我们还如胶似漆甜蜜依旧，2011年5月我们却在民政局哭得稀里哗啦地领了离婚证。期间上演的比电视里演的狗血连续剧还狗血：两对夫妻，好闺蜜，好兄弟。闺蜜老爸肺癌前夫帮忙，前夫胃痛时常受闺蜜照顾，终于出轨，双双离婚，重组一对，现有娃一个。

我曾豪言："我的人生我导演，绝不会再让他们出现在我的戏里，我会过得风生水起。"也的确，单身后我更多地旅行，认识这个大千世界的美好；读更多的书，让自己安静平和；工作上也上了一个台阶，有不错的职位和足够我活得滋润的收入。但很多时候我不得不承认，我很想他，6年的宠爱、深入骨髓的记忆该如何抹去？

如果不惧怕，我想问他过得好吗？可是我怕，我怕自己变成自己厌恶的人。

如果不惧怕，我想告诉他过得不好的话就回来。可是我怕，我怕我终究无法忘记曾经的伤痛。离得远远的，原谅会比较容易，想起的是伤害前无尽的美好，若靠近是否伤口就会变得狰狞？

说80后的离婚率接近40%，是否有像我这种情况的，又都是如何处理的？像我这样一直单着吗？

答复为盼！

导师石头 Curr 的回信

老实说，接到回复这封邮件的邀请时我以为是一个关于新妈妈的话题。因为现阶段来讲，我自认为唯一可以胜任的就是这一角色，但没有想到是关于爱情和婚姻的。然后我开始思考，为什么会把这样的问题转给我，是否因为在外人眼中，我是一个婚姻美满、家庭幸福的妈妈形象？然而，婚姻如人饮水，冷暖自知。还是那句话，"婚姻就像一座围城，里面的人想出来，外面的人想进去"。

私下以为，一段感情当中最可怕的并非背叛，而是冷漠。明明已经走到缘分尽头，却还要坚持维护这种虚无缥缈的关系，互相折磨，只能让所有人都痛苦。貌合神离的"橱窗婚姻"，成为彼此的枷锁，将本可以温馨的家变成一座牢狱，圈住了美好未来所有的可能性。我能够想象到的完美的感情，是能够让自己变得更美好的关系：两个人在一起比一个人要幸福快乐，彼此都真诚地欣赏、关怀对方，给予对方空间，但在最需要彼此的时刻能够互相依偎、取暖。

所以说，我倒并不认为，你们俩离婚这件事是个多么糟糕的事情。我一直相信自然法则，物竞天择，如果有缘无分，大概是大自然的选择罢。身边的人失恋向我倾诉，我一般都不会安慰她，我会真心为她高兴——说明他不是你的真命天子，你们越早分开，就能越早遇到那个对的人，失恋万岁！当然，背叛肯定会对你造成极大的伤害，何况一个是爱人，一个是闺蜜，简直是双重伤害。再加上你的生活一直都顺风顺水，从人生顶峰跌至谷底，那种伤痛，可能很多人都承受不住，选择离世。

这些我非常理解你，也为你的勇气和坚强所动容，你不仅没有自暴自弃，反而尝试活出自我。以后，也请坚持这一点。但是当局者迷，旁观者清，再加之很多人只是短视，无限放大痛苦，而且，人们倾向于记住痛苦的事情而不是快乐的瞬间。其实，短短这几年在漫长的人生岁月当中，如白驹过隙，根本不值得一提。待你垂垂老矣，或许你还会感谢这几年你选择了放手，早一天放手，就能早一天收获幸福快乐，就能遇见你命里真正白首不相离的那个人。

最近在学习《积极心理学》的课程，里面提到的一个实验发现，爱情的感觉会经过五年左右达到顶峰，然后迅速下降，爱情的平均时间长度是 2 年多。爱情没有了，那么婚姻还要不要继续呢？很多人能够坚持下来，并非他 / 她遇到了多美好的人，而是慢慢地，亲情替代了爱情，责任维系了感情。

时间久了，他 / 她成了你的左右手。可能你面对他 / 她的时候，不再眼里闪烁着光芒，不再有牵手亲吻的冲动，不再为他 / 她吃醋，不再心里时时刻刻想着他 / 她，但是他 / 她了解你的所有、你的过往、你的家庭、你的爱好、你喜欢吃什么不喜欢吃什么、你的坏毛病、你的一些小习惯，你的朋友都成了他 / 她的朋友，他 / 她是你的朋友、你的另一半。这样的感情，如果要破裂，恐怕真得打断筋骨、重新做人了。

因为，你们可能已经骨肉相连、长成一体了。所以你看，一段真正好的婚姻关系，是没那么容易被破坏的。你们可能还没有修炼到那一步。抑或者，你们之间早就有了被插足的空间，只是你自己当时没有意识到罢了。你说他曾经很宠你，也许就是这种长时间的不对等不匹配，导致了那个缺口。好的感情就像钥匙和锁，要丝丝入扣，严丝密合，不能留一丝缝隙。

先帮你解决伤痛这个问题吧。我自己的经验是，解决伤痛最好的办法，就是时间，时间是一切的解药。人是健忘的动物，因为人啊，对未来都抱有期望。你越想努力忘记，就越适得其反。如果你能全身心地接受这个不可逆的事实，顺应时间的流逝，慢慢地，有一天，你会突然发现，你已经不疼了，或者你彻底忘记了。如果你还记得，你还在疼，说明你潜意识里并没有放下，还在继续为难自己，甚至，有可能有意提醒自己不要忘记，沉浸在伤痛里无法自拔，可能自己感觉这样还挺好。

另外分享几个我自己处理痛苦的小方法，一个是，每次难过的时候我都会选择睡觉，睡一觉醒来就会忘记。或者写文章发泄，这个在心理学上也是一种自我疗愈的方法，借由日记来抚慰情绪，通过不断的自我觉察从而得到训练。另外，一般遇到倒霉的事情，我都会默默在心里对自己说："就当出门踩着狗屎了，吃饭吞了个苍蝇吧。"全然去接受现实，内心才渐渐会强大。不过，相信我，给别人造成伤害的人所受的心灵谴责并不比你少。

我自己曾经伤害过一个朋友，那种内疚和自我憎恶的感觉简直要把我吞噬，当时我告诉她我很难过，会不会让她好受一点，她说，可是我想要的并不是你这样啊。我同时也学到一点，就是对于一切的人和事都要永远保持最基本的善意，不要恶意揣测他人。

再给你推荐一部最近看过的最暖心最治愈的韩剧（本人真的真的几百年没看过韩剧了，此处请尽情嘲笑我）——《kill me heal me》。看完我真的感觉自己被治愈了。倒不是剧情有多狗血，或者主角颜值多高，只是看完之后我开始反省我自己（处女座的天性）。一直以来对我来说，爱情和婚姻都不是我生命任务里优先度最高的那一项，甚至可以排到倒数。

我以前总以为是因为我太爱自由太爱自己的缘故，但后来我才意识到，其实是因为我一直在刻意回避和忽略这件事情，我太害怕付出，害怕敞开心门得到的却是伤害。换句话说，我根本就没办法好好爱人，或者完全无保留地爱人。有个名词叫"亲密关系恐惧症"，恐惧到什么程度呢？恐惧到讨厌别人和我有突然的身体碰触。追溯这样的根本原因，大概还是与家庭和童年有关——一直被爷爷奶奶带大，父母很少管我，我从未感受过什么是与常人无异的父母之爱，总觉得自己是被父母抛弃给了爷爷奶奶。以至于到现在，我都无法或者很难感受到别人的爱，从而对他人不满。

本质上来说，有些时候，不是别人对我不够好，而是我自己拒绝感受、拒绝幸福，有时候是我自己在给我自己伤害。我觉得，你也可以像我一样，试试看从自己身上发现些什么。至于你要不要去问对方过得好不好这件事，我的想法还是鼓励你去问。很显然，如果你不去问，那么可能你一辈子都在纠结这件事，或者老了以后懊悔这件事，那你一辈子都无法真的放下，无法摆脱痛苦。而且我能感觉到，你的内心其实是很想问他的，只是我建议，问他只是因为你想做这件事，顺应内心的召唤，但不要在乎结果。

他过得好，你更有理由让自己幸福；他过得不好，你也不用期待他能回来。且不说他愿不愿意，叫他回头这件事本身就是与你闺蜜当年做到事情毫无二致，你为何要把自己变成你痛恨的样子？而且有些伤害一旦造成了，就像破裂的罐子，即使修补好了，也一样留下了无法磨灭的痕迹。两个人之间有了间隙，就没有了信任，没有了信任，原来的关系就不存在了，只会带来更加无穷无尽的痛苦，那时才真的纠缠不清了。

勇敢一点，再痛苦的时刻都过去了，问他一句话又算得了什么！我自己觉得这个想法可能就是那个契机，就是那个伤口愈合的契机。就像锯末，如果你真的能把那些记忆拼凑完整，尝试接受、克服它，也就把破碎的心拼了起来，才能真的放自己一马。至于那些美好的回忆，就当作是生命里的糖果，深藏在内心某个角落，偶尔舔两口奖赏自己吧。

那些 MBA 没有教我的事情

就算在大家眼中我并非一个自诩的辣妈，至少，这些血与泪的经验教训与人生体悟熬成的老汤也可以说出来让大家听听，我就当给大家提前趟路了。

1. 选择你爱并且擅长的工作

大概是所有与职业发展相关的文章都会谈的观点，别看就这么一句话谁都会说，背后人人都有痛苦的长时期纠结，最后还不一定能够做出正确的选择。

做在行网行家导师有一阵了，很多年轻人跑来问我的职业发展规划问题大多跟换行或者专业不对口有关，可能与我的实际经历有关，希望从我这里得到现实的印证。找工作就像找对象，找一个你爱的还是一个爱你的，大家都知道应该找一个心心相印的，然而真爱是需要天时地利人和，以及自身的努力。当初我做出离开专业对口的好工作这一重大决定，确实也痛苦纠结了一番，差点就反悔。

原因有几个：

一是我读的专业是金融保险，而且是全国一流的经济类院校，许多人梦寐以求来这里读书，我白白浪费这四年专业积累，着实有些可惜，而我又凭什么去和别人学了四年的广告人PK？

二是那年金融危机，好多人都找不到工作，就业率直线下降，我都已经毕业了，其他同学都在高大上的金融机构里上班，我却还要在一个广告公司里"实习"，连能不能留下都是个问题。而且在我们这个圈子，广告公司并不是一个光鲜体面的去处。

三是金融行业的薪资待遇普遍比广告行业高，我放弃了较高的薪资和每天朝九晚五的闲适生活，选择了天天苦逼加班费脑子又没钱的工作，说起来是个人都以为我脑子进水了。但是我也曾经动摇过，在坚持了三个月之后还没有看见落实入职的希望时，曾经找同学推荐过回金融行业，我跟老板说真的没有办法坚持了，快要放弃了，然后我听到了办理入职的好消息。终于努力没有白费，还好我当时没放弃。

我至今从未后悔过当时的决定，虽然这对于当时年轻的我来说，是一个影响人生轨迹的非常非常艰难而重大的决定，正因为做这一决定之时我抱着破釜沉舟之心，我才能靠着这一信念熬过那痛苦的夜夜哭泣的头三个月。

为什么我不后悔？当初那份金融业工作，我每天12点就差不多干完了一天的工作，然后坐等下班，完全没有学习到东西，感觉是在浪费生命。一直做着维护excel表填填数的小白工作，不喜欢自己的工作内容也完全看不到晋升的希望，而且虽然是一家中外合资公司，却有着大国企钩心斗角的传统，作为一名职场菜鸟，我往往成了他们的牺牲品。现在回想，如果当初我留在那里一直做下去，虽然经济条件可能会略好，但可能这整个人就会废了，变成了面目模糊的中年人。而且由于不喜欢这份工作，大概也不会努力，也做不出来什么成绩，每天就是混吃等死。当然也可以当作我是马后炮。

也并不是说号召大家都奔着喜欢的工作去，如果并不擅长的话还是早点认清现实比较好，做不了的工作硬着头皮去做，只会让你失去对它的爱，还是不要去祸害人家公司了。

我一直觉得中国的教育某些方面很奇特，比如让大家在高考时选专业，可是上大学之前我们谁也没上过班也没实习过，而且学的东西跟现实社会也没半毛钱关系，都不知道这世上 365 行干吗的，甚至有些闻所未闻，更别提判断是不是自己喜欢的以及擅长的工作了，这样的前提下选出来的专业能与未来职业对口就有鬼来了。更多的人无非是听从家长的建议，要么选了家长的志愿，要么选了有"钱途"的专业，有些个别的可能运气好一点正好对上了，真是祖上积德。比如我，就是听了家里人的建议选了个"好找工作"的学校和专业。

再说说上大学以后，所学的专业知识不是已经陈旧跟不上时代步伐，就是学不能致用，不过话虽如此，大学教育最大的功效可能并非专业知识，而是素质培养。经历大学四年教育的人大部分还是不一样。

2. 成为你想要成为的人

每个人心中都有一个向往的自己，投射到现实就是我们偶像的样子。

我心目中也有一个完美自己的样子：黑发红唇，肤白，瘦，然后独立，自由，勇敢，酷。然而现实生活中的我，可能是反向的版本。大学毕业之后可能因为北京的生存压力大，我性格里那唯唯诺诺的部分又回来了，由于没有安全感，不知道该怎么在北京立足，顺从别人和命运的安排可能是我唯一知道和会做的事情了。

在社会这个大染缸浸染了几年，就成老油条的样子：说很多违心的话，做很多违心的事情，可能都是为了达到某种目的。成为你想要成为的人？最后最有可能的情况是成了当初那个自己最讨厌的样子吧。也许有人说，人在屋檐下，怎能不低头，既然无力反抗生活的强奸，那就享受好了。

很多人一开始是红色的斗士，后来是绿色愤青，再后来，就是灰色的某某某了。我也是。浑浑噩噩地活着，在生活的惯性下活着，做事说话不是因为我想要这样，而是因为这样是"对"的，又或者，这样已经很多年了，我早忘记要思考这件事情的意义。当我因为迫于家人或者外人的言语压力呵斥我的儿子，甚至有时恐吓等言语暴力时，我突然有一天意识到，为什么我要这样。我不想要成为这样的人。我不想被他人的意志强奸，被他人的三观绑架。我就是我啊。为什么要受别人影响和控制做事说话呢。

听从你内心真实的声音，活出自我，但是同时我认为做人不能没有同理心，那样太冷酷了，做自己的前提是不伤害或妨碍他人。你可以走自己的路让别人去说吧，但不能把别人的路堵死。记得曾经特别喜欢一首诗：

去爱吧，如同从来没有受过伤害一样

艾弗列德·德索萨

跳舞吧，如同没有人注视你

去爱吧，如同从来没有受过伤害

唱歌吧，如同没有任何人聆听一样

工作吧，如同不需要钱一样

活着吧，如同今天是末日一样

3. 过你想要的生活

我不知道有没有姑娘和我一样，上大学时就憧憬着 23 岁结婚 25 岁生娃的人生，并且喜欢每年列一个洋洋洒洒的愿望清单，下无数遍决心减肥和看书，最后都无疾而终。虽然我是一个超级爱做计划的手帐爱好者，但并不代表我的效率是高的。

我从小就在一个非常传统保守的家庭长大，可以说三观教育是非常正，一直以来被家长过度保护，很多社会的黑暗面和不好的事情我都是上大学以后才听说的，所以对我来说，所谓好的人生，无非就是好好学习考一个好大学，大学毕业后找一份好工作，好好上班，好好找个人嫁了然后生娃，对于人生每一步我都是三年小规划五年大规划，甚至有一点强迫症地在完成。但我从来没有问过我自己，人生只有这一种选择了吗？这是最优选择吗？这是我想要走的路，想要的人生吗？出来混，总是要还的。

作为一个学金融保险的姑娘，我深知经济人都是理性的，所有选择通过 swot 分析后得出那个最优解是理想状态下的唯一解。然而现实不是丰满的，是骨感的。为什么我知道最优解不是最优解，因为我并不快乐。

从前我很势利，对我有用的人我就去认识，对我有帮助的事情我就去做，绝不浪费一分钟生命，我把自己用一层专业的面具保护起来，不再打开心扉。我也是一个很虚荣的人，奔跑着追求着普世价值观的有车有房有孩子的稳定生活，也不管自己到底有没有准备好接受这些，是不是真的内心想要这些。

大学毕业后一直过了六年这样无聊的生活，直到有了宝宝这件事彻底改变了我的人生轨迹。因为有了宝宝，一切人生计划都成了白扯。你想有自己的事业？没门！你想有自己的生活？没门！你想要有自己的人生规划？对不起，先规划好你的宝宝吧。

是哪位 CEO 说过，有了宝宝以后每一个女性都是时间效率管理的高手高高手。深以为然啊。育儿生活总是兵荒马乱，充满了各种意外情况，我的生活每天都是救火场，我永远在应接不暇生活给我的惊喜，也因此，我必须得开放自己，抓紧每一分钟碎片时间参加活动，对认识新朋友也不再有预设，完全变回小婴儿的状态，对这个世界充满好奇，比如以前打死我也不会去参加什么青年文化活动，因为我觉得自己已经是个大妈了实在没脸去参加 90 后的聚会。

万万没想到，当我开始随性而为，参加了很多有趣的活动，认识了很多有趣的人，我的人生也变得辽阔而有趣起来。我不知道未来 MBA 毕业后我会去哪儿工作，我也不会再去限制自己的职业规划选择，我现在每年年末仍然会做愿望清单，但我把清单保留只剩下五个有可能实现的，更加理性和踏实。

还有一件事让我顿悟，就是在参加过 CAPE 的一帆新书分享会后，我以为所谓过我想要的生活，无非就是看看展，看看戏，但听了她的分享，我才明白，原来女孩也可以这样活！她去美国参加火人节，去南美学习自由潜水和灵修，重走丝绸之路……她告诉我，要大胆梦想，从来不晚。

虽然我已经是个孩子的妈，虽然我很平庸，但并不能剥夺我过自己想要生活的权利，一定要对我自己有信心，为自己的心而做。后来我也和一帆成了好朋友，其实通过这种机缘认识了很多兴趣相投的朋友，也都或多或少带来了很多新的机遇和影响了我的人生，带来不一样的人生体验。生命充满无限可能性，你不去试，永远不会知道。

　　最后，送给大家我最近的座右铭：如果你想要成为你想成为的人，过你想要的生活，Be Bold and Cool, Stay Real and Stay Different（勇敢做真实的自己，哪怕与别人不同）。

媒体采访：新手妈妈重回职场之路，让梦想成全更好的自己

Q：你是一毕业后就加入了奥美吗？

A：我大学学的是金融保险专业，虽然看上去是一个比较有"钱途"的行业，但是我自己对此却并不怎么感冒。毕业后其实先去了一家外资公司，每天 12 点之前就把当天所有的活儿都干完了，经常感到很焦虑，觉得在浪费生命。

其实在大学里呢，我也算是"不务正业"啦，就是整天泡 BBS，还有参加很多社会实践活动，没想到也算混成了一个小名人，相关经验也就丰富了很多。后来正好奥美有一个机会，我的师姐就推荐我去了。现在回过头来看，大学时期的经历为此做了铺垫，有句话叫"念念不忘，必有回响"，就是那种感觉。

Q：你能和我们一起分享当初你在奥美工作时"历险"的那部分内容吗？

A：其实呢，那个时候的奥美在我眼里根本没有光环，因为自己学的不是这个专业，对广告公司的认知还停留在路边图文公司的阶段。看看身边的同学朋友们，都找到了工作，在各种高大上的投行、银行里入了职，自己觉得特别丢人。

刚过去的时候很苦的，头三个月是黑户，没有座位、没有加班费、

没有报销……基本上就是坐在会议室里面自掏腰包地干活，这么一干就是三个月。还好后来我的入职合同下来了，终于正式入职了。

Q：那为什么后来会去创业了呢？都说创业是一条不归路，两年后你却又选择回去上班呢？当时怎么会做出这两个决定的？

A：我在奥美做了一年网络公关后，身体实在受不了了，一直掉头发，于是就辞职加入我姑姑的创业网站。在那里的两年时间里，我帮助她在业内打下不小的知名度，但后来发现自己还是觉得更喜欢广告行业，所以就又回到了奥美。

你知道的，创业想要达到预期目标，一两年肯定做不到，它需要做好长期准备。这个过程太辛苦，比上班要累得多，是一件身心俱疲的事情。如果你对所做的事情没有热爱，或者并不是视之为奋斗一生的目标，其实很难那么长期地去坚持。而且我主要是辅助姑姑打理公司，如果是我自己创业的话，肯定会运用我的自身经验或者擅长做的领域去做自己想做的事情。那段时间我基本上把所有事情都做了一遍——人事、财务、网页设计、论坛规划、编辑、记者、主持人、谈业务等等。而正是这次经历，更让我清楚了兴趣所在，知道什么事情是自己真正热爱的，于是便决定回到奥美继续工作。

Q：你在创业公司相当于一个总负责人的位子，那回到奥美之后，会不会有心理落差？有让你感到压力特别大的时候吗？

A：并没有很明显的落差感，反而是有更多的帮助和铺垫。我之前没有管理经验，就是在创业这两年里迅速提升了管理能力，为之后的职场管理打下基础。当时的老板也正是看中了这点，才让我做了部门的二把手，负责整个团队的工作运转。回归奥美的我还是挺拼的哈哈，而带我的老板是一个非常非常有经验的人，在行业里也属于风云人物的那种，十分有人格魅力。

其实之前呢，我也是一个能干活、能把东西做得很好的人，但是很低级，而且没有视野，做出来的东西很局限。正是我的老板她给我打开了新的世界，站在了一个更高的高度去看待问题。

之后我怀孕了，我老板她也特别体谅我、保护我。

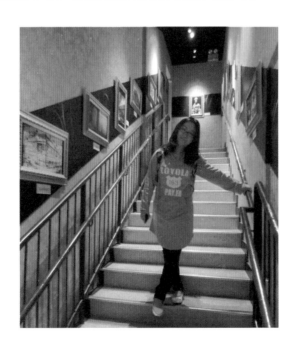

▲ 石维康在清华攻读 MBA

Q：在奥美，已经升到经理职位的你，是什么原因决定重返校园的呢？

A：在外人眼里，我好像是一个人生赢家，有着许多所谓的光环，奥美啊、创业啊、结婚生子啊，觉得我生活特别美满。但其实并不是这样的，回去念书是一个非常无奈的选择。

在我生完孩子刚回去的时候公司还是有很大变化的，可以说真的是物是人非。老板离职出国读书了，原有的部门也解散了，我们被划分到各个组里，很难融入，而且心理落差很大。

奥美的流转率特别高，回去后发现身边都是一些新人，谁都不认识谁。原先很多项目负责人是我，现在却变成别人了。同事们都知道我有孩子了，不可能很好地平衡工作和生活，比如我干着干着要吸奶去了，还要赶着准点下班之类的。

所以当时我就决定，既然工作和生活平衡是基本不可能的，那还不如放弃掉一些，全心全意做一些事情。另外，小孩在三岁之前是他的亲密关系和安全感形成的关键时刻，对他未来的人生会产生影响，影响他的性格、抗挫折能力等。我希望能和我的儿子一起成长，打好坚实的基础，所以我放弃了工作。

而且在公司我肯定拼不过那些没结婚、身体又好的年轻姑娘们，就与其拼了命还换不来好的结果，还是先撤了吧。可是呢，全职在家带孩子两年，出去也和社会脱节了呀，按照我自己性格来讲肯定受不了。于是就选择读书去了，也算是一个自我投资。

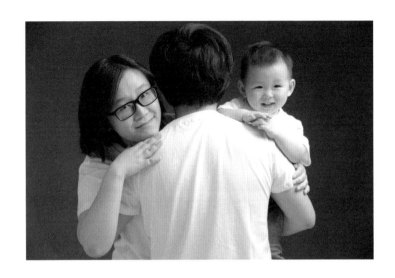

▲ 幸福三人的合照

Q：你去年参加考试的时候，儿子还不满 1 岁，那段时间你是如何
渡过的呢？

A：备考 MBA 的那段日子是我人生比较灰暗的时光——白天上班，
晚上哄孩子睡觉，然后半夜惊醒接着复习做题，有时候公司还要加班。
就是这样拼的我还是会在工作、家里两头得不到好，真的是累到想哭，
精疲力竭。

现在想来，那个时候的我其实兼顾了女人最难的 3 个身份——重回
职场的女性、新手妈妈、和婆婆一家住在一起的儿媳妇儿。现在也有遇
到困难的时候，但是和那段时间比起来根本不算什么。

当时的我已经尽了最大的努力了，可是大家还是觉得我做得不好，
搞得自己也不知道应该怎么办了。很多事情外人看上去很美好的，但事

实上不是这样。我以前也写过很多女权主义相关的文章，真心觉得这个社会对于女性的一些要求或者制度太不人道了。

后来呢就觉得不能这样生活下去了，得和生活"死磕"，改变自己的命运。

Q：其实有很多已婚已育的女性会觉得没有属于自己的个人时间，每天都是在上班和带孩子中度过。那当时的你是怎么调整过来的呢？

A：当妈妈这件事情对我的人生来说影响很大，我在怀孕之前是个工作狂，广告行业呢加班是家常便饭，每周要通宵一两天，所以当时的生活基本上就是两点一线，除了工作就是回家，基本没有什么业余生活。

当时觉得还年轻，梦想做的事情，以后有的是时间去做，比方说我喜欢看展、逛博物馆、看话剧等等，都觉得以后可以慢慢去做。可等生完孩子之后，就感觉跳进了一个大坑，未来 10 年都有一种紧迫感，觉得绑死在孩子身上了，以前想做的事情都做不了了。然后就突然"自我觉醒"，明白自己想做什么，想要什么了。

当了一段时间的全职妈妈之后，感觉自我被吞噬得太厉害了，好像总有人掐着我的脖子，有点崩溃。后来呢，一狠心就把孩子留在了家里，独自去了北京"重走青春路"，想在一个月里把之前没做的事情都补回来，这样也不会有遗憾。

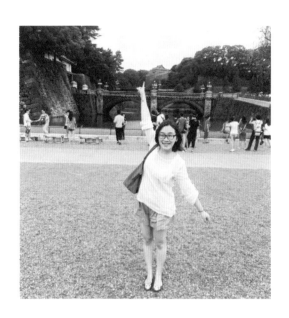

　　那个时候回去，认识了很多人，比如《世界是我最好的大学》的作者，她对我的触动也很大。我在参加她的分享会之前一直觉得自己想做的事情也就是看看展览、参加一下活动、看话剧、听音乐会，没有想过其实那些梦想过、认为自己这辈子都做不了的事情其实也是可以实现的。比如说我现在写作、做原创公众号。

　　生命就是充满无限的可能，如果你不去尝试，这辈子都不知道自己是有机会去实现的。所以还是很感谢这些人，让我觉醒了。我以前还没有那么强调自我，觉得人生就是好好过日子，挣点钱吃好喝好，升职加薪……这些就是全部了，非常简单。没想到生完孩子以后有那么多破事儿呢哈哈，觉得之前就是白活了。

　　以前老觉得日后还长着呢，现在醒悟到有时间就一定要马上要做自己想做的，所以就做了很多很疯狂的事情。现在的生活呢也不能说特别完美，但是比之前好很多，不管是家庭还是生活，都有一些自己想做的事情做成了。特别开心，感觉自己的梦想在一点点地实现。

Q：你之前有说过自己"不是一个野心大的人，钱够用就好，也不用成为女强人，觉得养家是男人的事情"，那在你眼里，"女强人"的定义是什么？你赞成"男主外，女主内"这个观点吗？你认为和谐的家庭关系应该是怎样的呢？

A：每个人的价值观不太一样，社会对"女强人"普遍的定义是事业有成啊，自己创业啊，一个公司的大老板啊之类的。但是我觉得每个人要有自己想要成为的那个样子，如果你可以通过自己的努力成为那个人，过上你想过的生活，那就是很强的表现。有的人梦想是成为一名女性领导者，在职场或商界叱咤风云；而有的人呢，就想成为家庭主妇，因为这会给她带来成就感。关键是你要成为你自己，这个社会其实有多元化的包容性，所有人都能找到自己的位置。如果一个女性给人的感觉是特别坚强和独立，在她身上能够感觉到一股强大的气场，不是强势而是自信，那么她就是女强人。

对于我来说，我并不是在事业上特别有野心的人，我的工作职位并不需要爬到一个级别，总经理的职位我也做过，没觉得有什么特别不一样的地方。对我自己来说则是更看重家庭和儿子，其次再是自我实现，工作对我来说并不是要做到什么样的境地才能带来满足感。

Lean In MBA 是中国的首个以 MBA 群体为主的女性领导力组织：一方面依托清华 MBA 女性领袖俱乐部 (WLC) 辐射和帮助更多 MBA 群

体，另一方面 MBA= 商学院，也希望更多女性从中汲取 Lean In 精神的力量和支持。

Q：听你说，现在自己也在做一些关于女性和公益方面的事情对吗？可以和我们具体聊聊吗？

A：我在读书期间创建了一个 Lean In Circle，因为自己非常同意《Lean In》这本书的理念，后来上集体心理学课总结报告的时候我们的选题也是 Lean In，当时就想：对啊，我们也可以在 MBA 里面做一个！正好呢，我当时也接管了学校内部的一个女性俱乐部，于是就针对 MBA 领域创建了 Lean In MBA。我们的服务对象是 MBA，线上有公众号，会专注在工作、家庭和创业方面的内容，线下呢也会有校友见面会，以及一些讲习班和野营。

Q：你是怎么理解"成功"和"幸福"的呢？

A：每个人都是一个个独立的灵魂，当这个灵魂来到这个世界，它有它所要完成的一个使命。我觉得如果能够找到真正想要做的事情，通过自己的努力去实现它，这就是成功。比如说我很喜欢写作，也希望能有自己的作品，但是一直以来自己写不来小说。但是自从做了公众号以后，我突然发现，不要把写作当成负担，而是成为自己的日记，不期待有多少人会来看它。我写作是为了自己高兴，找到了自己想写的东西，这个就是成功，这个也是我想做的事情，所以我成功了。

我奶奶一直和我说，希望我追求内心的宁静，也不能说是无悲无喜吧，但不会为了显示而焦虑，也不会为了未来而担忧，觉得拥有这一切已经很感恩、很知足了，这才是幸福。整个人做到很平和其实挺不容易的，不是有句话这么说吗，成年人的世界里是没有"容易"二字的，每个人都很努力地在为自己的幸福打拼，都是一场又一场的挣扎，大家都在斗争和平衡。我反而觉得幸福不是你拼来的，而是你的心态。也许兜里只有 40 块钱，但却不一定没有兜里 150 块钱的人来的不幸福。

Q：经历了奥美 - 创业 - 奥美 - 生子 - 辞职读 MBA 这一系列的变化，你的下一个选择又会在哪里呢？

A：我下个学期要去美国明尼苏达大学做为期 4 个月的交换生，特别感谢我丈夫，在资金方面大力支持我追求梦想。

我一直觉得本科的身份已经烂大街了，一直想读个硕士我认为去国外玩一两个星期和实际在那儿生活一段时间是不一样的，希望人生当中能有这么一段经历，能让自己去学习国外的思维方式。同时也有很多心愿想法，也是在努力的过程中。

我以前是那种会做很多计划的人，三年计划五年规划，现在的我就不同了，也是在这段时间里发生的变化。因为不知道未来有什么在等着我，可能毕业的时候自己也变了，也许还有新的机会，这也是一个慢慢发掘的过程，挺有意思的。但是我比较感兴趣的领域，比如说写作是一定会坚持下去的。

Share&Cheer

主编 | 阿 Pe　录音整理 | 小翼、阿 Pe

关于哭声免疫法，你不得不知道的真相！

▼曾经网络上有一个很火的帖子《美国人带孩子的 17 个绝招》，其中提到了在国外盛行的"哭声免疫法"——当孩子入睡后醒来哭闹时，不要马上回应，应等待几分钟再回应，每次延迟的时间逐步增加，直到孩子不再哭泣自行入睡。

美国人带孩子的17个绝招

我在美国生了两个孩子，生育前后都有培训班，家庭医生每次洗脑让我受益匪浅，我的两个宝宝在婴儿时期乖巧得好像家里没有小婴儿，我甚至疑心她们会不会哭？如今外婆常拿这句傻话笑我。回国后看到朋友或邻居们被小祖宗折磨得精疲力竭，想着将妈妈经写下来，或许可以帮到被小祖宗弄得手忙脚乱、身心疲惫的年轻爸爸妈妈。再次感谢南加州著名的儿科医生 JANE GU，这几年在她的指导下学到很多一辈子都受益的育儿宝典。

绝招一：如何让小宝宝不哭

爱哭的BABY都是爸妈数出来的。才出生的小BABY听不懂话，他们靠条件反射来做判断。中国的家长一听到孩子哭就抱起来。JANE GU医生反复告诫我：孩子一哭就放下来，不哭才抱起来，正好反过来。这样一来，再小的孩子都能明白，不哭的时候才有得抱，这招极灵。放下爱哭的孩子开始训练，看着时钟，不要抱ដ哭哭，准备等10分钟再抱。第一次可以设定5分钟，以后一次比一次时间拉长，我的妞妞第一次就没有熬到5分钟，大约3分半的时候就停了，我已经心疼得肝肠寸断自己都快哭了，一定要忍住了。让孩子知道哭声是叫不来妈妈。训练"不哭的孩子"要排除4个哭的其他原因：尿了、病了、饿了、困了。上帝保佑，我家两个孩子都不会无理由哭，偶尔哭一下当作运动也是极少数，妞妞和妙妙100%是快乐的宝宝，躺在床上都咯咯笑出声的孩子。

"给我一打健全的婴儿，把他们带到我独特的世界中，我可以保证，在其中随机选出一个，都可以训练成为任何我所选定的任何类型的人物——医生、律师、艺术家、商人，或者乞丐、窃贼，不用考虑他的天赋、倾向、能力、祖先的职业与种族。"

这是行为主义创始人约翰·华生的名言。现在国内疯传的哭声免疫训练法、延迟满足训练法、婴儿独立完整睡眠训练法，其核心思想皆源自此。行为主义者的理想国就是一个彻底程序化、光秃秃的，没有情感的世界，人不是神圣的精神存在，而是机器，环境怎么塑造和训练，就输出什么样的结果。

其实，这位心理学家华生在历史上还有一个更著名的心理学实验，今天听起来也非常耸人听闻。

史上最惊悚的心理学实验：

1920 年，心理学家开始使用幼儿研究恐惧感的形成。实验想证明，恐惧是一种条件反射，可以通过训练获得。

于是，他们挑中了一位叫小阿尔伯特的 8 个月大的婴儿，并开始有计划地在他身上做实验。

实验的原理和巴普洛夫的摇铃狗流口水类似，巴普洛夫摇铃喂狗，狗口水长流。后来只要摇铃，哪怕不喂狗，狗也会口水长流。这个幼儿恐惧实验的设计如出一辙。孩子不怕毛绒动物，但是怕噪音。让噪音和毛绒动物一起出现，孩子就会变得害怕毛绒动物，哪怕没有噪音。

于是，8 个月大的小阿尔伯特成为人类现代实验史上最年轻的实验对象。

实验第一步，用锤子敲钢棍，发出巨响，证实了阿尔伯特害怕噪声。

实验第二步，实验者给了阿尔伯特一个小白鼠。这个让女孩子尖叫的东西，使阿尔伯特很开心，毫无惧色。再把猴子、狗、圣诞老人面具呈现在他面前，沉稳的阿尔伯特都毫无惧色。阿尔伯特持续玩小白鼠长达 3 个月。

实验第三步，当 11 个月大的阿尔伯特伸手去触摸小白鼠时，实验者用锤子猛敲钢棍，"咣——"。小阿尔伯特吓了一跳，剧烈抽搐；但实验者没有停，"咣——"的第二声，小家伙开始紧闭嘴唇，身体颤抖；这还没完，实验者冷静地第三次敲击钢棒，"咣——"，小阿尔伯特终于趴倒在坐垫上，哇哇大哭。"咣——咣——咣——咣——"，第七次敲击后，阿尔伯特哭得撕心裂肺、歇斯底里。

从此以后，只要见到小白鼠，哪怕没有一点噪音，阿尔伯特就哭。后来不止白鼠，见着兔子也哭，见着狗也哭，见着毛大衣也哭，甚至见着圣诞老人的白胡子也哭。

直到今天，心理学专业的学生还会在课堂上看到当年的实验影片。实验者带着圣诞老人面具凑到小家伙的面前，孩子立即惊恐地睁大眼睛，撕心裂肺地哭起来。还不会走路的他没法逃跑，只能用胖胖的小手抓着坐垫，努力把身体别过去，低头避开那张脸。

哭声免疫法其实与这个实验的本质是一样的，不把孩子当成有生命的独立的个体，而当成冷冰冰没有情感的物体去训练。

在中国，很多明星也都采用过哭声免疫法，但就效果而言，却各执一词。近期火爆爱奇艺的国内首档育儿脱口秀节目《两个贾说》最新一期谈到，国民岳父韩寒和"且行且珍惜"的马伊琍在自己孩子身上都采用过"哭声免疫法"，但令人诧异的是，两人的孩子却出现了截然不同的结果：

◆ 韩寒女儿韩小野只要哭了，发现没人回应，过一会儿自己就睡了；

◆ 马伊琍则表示"我越来越后悔在爱马一岁时进行的哭声免疫训练，虽然两天就成功让她学会睡整觉，可一岁半时又开始反复，睡着后她总会醒一次，哭着拍手求抱抱，发现没人理之后只好再哭着睡着，而我就固执的在黑暗中盼她快睡着，麻痹自己去漠视她的无助，甚至以为她长大了不会记得这些哭泣的夜晚。这种煎熬于我于她于全家都是巨大折磨，最后听我妈的劝，把她的床紧挨我的大床，半夜醒来就伸手拍拍她，从此我们和她都睡得无比踏实。"

哭声免疫法见效快，所以得到很多父母的青睐。但是使用哭声免疫法的父母，有没有想一想婴儿小脑袋里可能在想什么？

设想你被关到了一个黑房子里，有一扇门，你推、推不动；再推，还是纹丝不动。你是什么感受？这就是哭声免疫法训练的婴儿的感受！

婴儿是有情绪的，不舒服就哭，如果一直有人及时响应，小婴儿就逐渐建立了对世界的信任。反之，婴儿会觉得：我都哭成这样了，还没人理我，这个世界好残忍，一个多么冷漠的地方。最极端地讲，哭声免疫法下的小婴儿受到的待遇，和 100 年前的小阿尔伯特是一样的。

因为见效快，让妈妈省心省力，哭声免疫法曾在美国风靡一时，被哭声免疫法修整长大的孩子，后来轻则睡眠障碍，重则人格障碍甚至精神分裂。付出一代美国儿童的幸福代价后，此方法终于被欧美深深反思和摒弃，约翰·华生也曾被评为美国人最讨厌的人之一。如今，在欧美生过孩子的妈妈都会得到助产士和医生的"亲密育儿"的建议。"亲密育儿、按需喂养"，已经成为欧美国家最基本的共识。

二胎新观点：
送孩子千金，不如送孩子手足

我们这一代人，可能是历史上最后一代独生子女了。

独生子女政策执行 30 年了，在中华大地产生了一个人类的新亚种：历史上第一次、大批没有兄弟姐妹的人，有计划地出生在一个国家。

独生子女政策给中国社会带来的影响是深远而广泛的。只有一个孩子，意味着全家的希望和梦想都寄托在他 / 她身上，牵一发动全身，一个孩子牵动全家。同样关于如何育儿这个话题，也息息相关。

第一是育儿奢侈品化：只有一个啊！那还不得倾全家之力养育！再苦再难也要给孩子最好的！多少父母为了孩子，自己明明可以过上很好的生活却宁愿吃糠咽菜省吃俭用攒钱买学区房，研究各种政策找关系四处求人进名校，国际学校小升初的考试英语都达到了托福水平。

第二是教育竞争白热化：只有一个啊，失败就是 100% 的失败。只有一个孩子，因此围绕这个孩子的所有问题都非常重大，从他 / 她的安全问题、健康问题、养育问题到教育问题等等，任何一个环节出现问题，对于一个家庭，以及这个家庭里的所有人都是毁灭性的人生打击。最终的后果是当二胎政策放开时，很多父母不知所措，反而不敢生了！

万万没想到，2016 年，国家全面放开二胎，我也没想到，从生下来就合理存在丝毫没想过会被废除的影响了几代人命运的独生子女政策在我的有生之年竟然就没有了，二胎时代真正开启。一个新的时代到来，就像当年的独生子女政策一样，必然会对中国未来几代人产生更深远的影响。

未来中国将会产生哪些潜在的变化，我说不好，但作为妈妈人群主力的 80 后的我们这一代，却面临了非常现实而重大的选择，并且我们的选择也将影响我们的后代们的人生。这选择不得不做，那就是：二胎生，还是不生？

作为一个三岁宝宝的妈妈，我曾经为孩子未来的教育深深焦虑过，一方面我对自己有没有时间去学习儿童教育和有时间去亲自教育而感到没有自信；另一方面，孩子上幼儿园就面临种种困难，如今又有几个月因为教委收地面临失学，想来将来小学、初中、高中的上学问题只会越来越难，如果我不像郑渊洁那样有资本和自信亲自教育，我也不是崔玉涛那样的育儿专家，对于二胎，还是真心望而却步。

很多妈妈都会有和我一样的疑惑，除此之外，还有来自于家庭经济层面的压力、家庭成员关系的压力等方面的因素制约，包括最最困扰大家的就是，生了二胎，谁来带？育儿嫂自然不如老人值得信赖，老人带又有隔代育儿观念不同等典型问题出现，老人住在一起又会有家庭矛盾。我曾经写过一篇文章《三大迷思：中国妈妈的生存现状》，里面就提到，全职妈妈在中国是不可完成的任务。

但是，昨天在爱奇艺看到了一个脱口秀视频节目，叫"两个贾说"，这期正好在讲"二胎那些事儿"这个话题，听了主讲人 Jill 的分享，我的观点需要更新下，除去其他因素不去考虑，单纯从育儿的角度来说，"送孩子千金，不如送孩子手足"。

前几日简里里在造就 Talk 发表了一个演讲《我们为什么觉得孤独》，被朋友圈刷屏，我想，很多独生子女都被触动了，对我们而言，孤独真的就是我们这一代人最深刻的感受。她提到："回溯过去几十年，或者中国近现代史。每个年代都充满着创伤。这些时代的创伤，落脚点在哪儿？它落在每一个家庭，落在了我们的祖父母身上，落在了我们的父母身上，落在了我们自己身上。"其实除了我们这一代对于自我的追求与传统道德规范之间的冲突之外，我认为还有很重要的一个原因，也是她没有提到的，那就是没有兄弟姐妹的我们，还要承受这种原生家庭特殊构造带来的影响，那就是，我自己经常在反思我自己的教育，感觉到，我们这一代人普遍情商不如之前的父辈们，当然，这个也与我们的教育体制不重视情商教育也非常有关系。

但是情商教育太重要了。情商教育关系到一个人的幸福感水平。一个人的人生再成功，可是他不幸福，拥有成功的意义又是什么？一个人即便只是个平民百姓，事实上我们绝大部分人也只能是这样，但是我们感恩生活，每天都很快乐。幸福是由心态决定的，而不是外界的环境。当代人已经是信仰缺失，如果还缺失情商，对于整个国家未来发展的命运，也举足轻重。教育，是一国之本。

美国那边的教育体系一直非常强调对于情绪管理能力的培养，这也是情商的一部分，甚至从 0 岁开始就有非常完整科学的情绪管理打分体系，对于情绪管理的能力直接影响了一个人未来一生。

在视频里 Jill 洋洋洒洒讲了 16 分钟，核心观点总结来说是以下内容。

给孩子一个兄弟姐妹，就像父母给孩子们建了一个"情商加油站"。有兄弟姐妹的人，理解他人的能力天然会比独生子女强。从小就会斗争（就算如 Jill 在节目里讲到的差 3 岁以内引起的争斗）的孩子，长大后处理矛盾的能力更强，知道怎么争取、怎么对抗、怎么让步，因为他 / 她小时候实习过啊！

20 世纪 80 年以前出生的孩子，有兄弟姐妹，很多生活在大家庭。那时，城市的钢筋水泥丛林还没有建完。孩子有机会在野外玩、在院子里玩、在街上玩。接触的多啊，孩子自然而然地学会了观察生活，学会了观察人。而现在的家庭越来越小，房子越来越大，拐卖孩子的越来越多。孩子们很难享受在门前屋后奔跑的乐趣，与小朋友做游戏的快乐。很多孩子一整天跟着保姆或老人在空旷的房子里玩儿各种玩具，或者看电视。没有兄弟姐妹，孩子也无从练习怎么抢、怎么让、怎么交往。

其实，更好的情形，是有三个孩子。两个孩子之间，只有两个主题：友谊和争斗；三个则多了很多主题：友谊、争斗、联盟、孤立、欺骗……人类社交世界的种种，在三个孩子的圈子里都有迷你的复制品。试想，这种环境下长大的孩子，比起别的孩子是不是强多了？

致谢 /

哪会怕有一天只你共我

当我发现在各大书店、电商网站都找不到一本真正适合我又有美感的手账或者妈妈日记时，我萌发自己做一本的念头，而且对此非常自信，因为作为一名手账爱好者，我自认为比较擅长。然而真正开始准备这本书的时候，我才发现并不简单。身为处女座的我，总是力求完美，几乎把市面上所有的手账都入了一遍，星座主题的、旅游主题的、各种德国的日本的美国的知名品牌、奥美这些年的手账、一些相关书籍……甚至连知日有一期手账最高也被我买来学习研究，还结合了积极心理学课程里的一些工具，可以说，这小小的一本书，凝聚了我很多背后的大量调研结果，也一定程度上代表了我的个人审美观。

感谢所有在自我探索的路上遇到的朋友们，你们就像天上的星辰，一颗一颗那么明亮，那么无私，然后这些星辰连接在一起，成为美好的星座。于是，故事就这么开始了。

故事的最开始，是成为新妈妈的我，突然间自我觉醒了，焦虑、慌乱、无所适从，感到窒息，不知道该怎么做才能缓解。终于在无路可走之时我放下一切给自己放了一个月的假，要把自己找回来。我去了一帆的 CAPE 分享会，认识了她，感谢她启发了我，让我相信，原来那些我觉得不可思议不可能办到的事情是可以做到的，只要去尝试。我第一次知道，原来我最大的梦想是想要带我儿子走遍天下，把世界当作最好的课堂。而这，并非只是梦。

因为一帆的启发，我把这个梦想放进了无二之旅和追梦网联合举办的众筹项目，虽然最后我放弃了项目上线，但因此我认识了我生命中的第二个贵人——追梦网的 Jamie，她让我知道，要敢于梦想，生命充满无数种可能性。后来我开始在公众号重拾写作，在豆瓣上开新妈妈专栏，是她鼓励我出书，她觉得我写得很好，而这在之前我从来没想过，我的文字也能出书，能够有人看我都心存感激了。之后她开始帮我联系出版社，帮我沟通，也是因为她，我才认识了出版社的两位老师。上天待我如此不薄，以至于有时候我会受宠若惊，害怕有一天这一切都是一场梦。两位老师是如此好的人，没有一点架子，每一件事情都是为我的利益考虑，我感到幸运又感动。

还要感谢 Zafka 推荐我去果壳的在行网做达人，不是因为做这件事情，我不会渐渐明白，有那么多新妈妈新爸爸需要帮助，而我所有的经验教训，对他们而言都是非常宝贵的，能够帮助他们少走很多弯路，少受很多伤害，与其一对一沟通，不如总结下来，写成一本书，能够帮助到更多人。随着时间的推移，我仿佛顺应内心的感召做了很多似乎是我的天命之事，也不知道哪一天开始，我突然就明白了，我想要更多人关注中国当代 80 后新妈妈的生存现状，我希望大家都关爱她们，我希望提升她们的幸福指数。

也要感谢当初天将降大任于斯人也，我的老板 Angel 和 Chelsea 信任我把巢妈团项目交给我，从开始做这个项目之日起，我才了解我喜欢和适合在母婴这个领域发展，我才接触到新妈妈这个全新的理念，也是我可能一生将要奋斗的行业。而我的老板 Angel，她创业的"天使和坚果派"，专注儿童教育，也给了我很多未来发展方向的灵感。我的亲老板 Chelsea，也是我的灵魂导师，她为我的生命打开了一个新的世界，是我女性主义思想的启蒙者，她把我的人生带到了一个新的高度。

还有，我要感谢我所有的朋友们、我的亲人们，在我人生低谷最黑暗的那段时期，我经常把你们当成我的垃圾车，像祥林嫂一样一遍遍找你们倾诉，以至于后来我都不好意思再找你们，我曾带给你们太多负能量，而你们却对我不离不弃。

还有感谢上天让我认识我的 MBA 同学们，以及 ThinkTank，积极心理学课程的老师们和小组成员们，还有 MBA 中心的老师们，岱镕堂的朋友们，等等，你们信任我，帮助我成立了 Lean In MBA，以及给予我更多与女性创业者交流的机会。

说来很惭愧，也很好笑，每当命运女神眷顾我的时候，我都会很担心，因为我一直以来都不是一个一帆风顺的孩子，我有时候也很难管理好我的情绪和心态，所以我最近开始参加各种公益活动，我总觉得所谓福报，如果不多做善事是不是就会消失，这样的话是不是有点太功利了。

最后要特别感谢我的奶奶，她无条件地爱着我，无论我选择何种路，也不计较我是否有出息有钱，她说：有一天你累了，难过了，你就回家来，奶奶一直都在这里。

还要感谢我的丈夫，虽然我对你有时颇有怨言，但真的能放手让我去追寻我的梦想，做我想做的事情，我知道与你已经是一件很难的事情，你必然也是做出了一定的改变。没有你养着我，我哪能这么任性地活着。

感恩上帝赐予我这些，在这条路上，前面的路越来越清晰，无论前面是风雨还是阳光，我都会一直走下去。

感谢的名字我就不一一写了，爱我的人自然会懂。